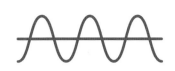
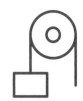

リハベーシック

物理学・
臨床応用物理

内山 靖・藤井浩美・立石雅子 編

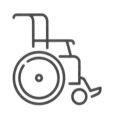
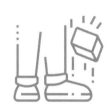
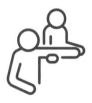

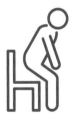
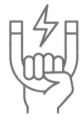
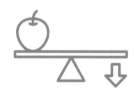

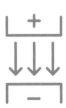

医歯薬出版株式会社

シリーズの序

　このたび，リハビリテーションベーシック科目に関わるシリーズを企画・編集しました.

　日本において，理学療法士，作業療法士および言語聴覚士の養成課程は，特に平成の30年間で，社会のニーズと規制緩和によってその数が急速に増加しました.この過程で，大学，短期大学，専門学校などの多様な学校形態と修業年限に加えて，主として夜間に開講されるコースなどでも身近に学ぶことが可能となっています.また，2019年4月からは新たな高等教育機関として，専門職大学での教育が開始されたところです.

　これらの養成課程では，関連法令で国家試験受験資格を得るための教育課程が詳細に規定されています.その基本的な構成は，教養教育，専門基礎，専門科目に大別することができ，専門基礎と専門科目については各職種の特徴を踏まえた科学性とリハビリテーション（リハ）の理念に基づき良質なテキストが発行されています.

　教養教育については，歴史的にリベラルアーツとして一般教育を重視して，人文・社会・自然の諸科学にわたり豊かな教養と広い識見を備えた人材を育成するために構成されてきた経緯もあり，それぞれの養成課程で何をいかに学ぶのかについては十分な議論が成熟していません.

　近年のリハ専門職にあっては，従来の医学的な知見に加えて，再生医療，ロボティクス，データサイエンスとともに，多職種連携・チーム医療，社会保障制度の理解，法・哲学を包含した生命倫理など，学際的な基盤と実践適用に大きな期待が寄せられています.このような状況にあって，私たちシリーズ編集者は，リハ専門職の領域における教養教育のあり方について真摯な議論を重ねてきました.教養教育は，単なる専門教育の補完や予備的なものではないとの認識で，同時に，入学直後の学習意欲の低下を防いで初年時教育を効果的に展開し，生涯にわたって学び続ける姿勢を涵養し，時代の要請に応える創造性と基本的な課題解決能力を修得するための知恵をわかりやすい形で示すことといたしました.

　幸いにも私たちの理想に多くの専門家から共感をいただき，見開き2ページのフォーマットによる解説と簡潔なイラストや図表により，高度な内容をわかりやすく簡潔に表すことができました.ご執筆いただきました先生方にはここにあらためて感謝申し上げます.あわせて企画の構想段階から医歯薬出版株式会社の五十嵐陽子取締役，小川文一執行役員，栗原嘉子様には多大なご協力をいただきましたことに心から感謝申し上げます.

　本シリーズはこの数年をかけて幅広い領域の内容を提示していく予定でおりますが，このような試みは先駆的で挑戦的なものでもありますので，読者の皆様から忌憚のないご意見をいただき，より成熟したものへと育てていただければと願っています.

2019年11月

シリーズ編集者

内山　靖・藤井浩美・立石雅子

編集の序

　リハベーシックシリーズの最初の1冊を発行した2020年1月は，折しも客船内で発生したCOVID-19感染症が日本中の関心事となっていた時期でした.

　第1弾として『生化学・栄養学』『心理学・臨床心理学』『薬理学・臨床薬理学』に続き，『コミュニケーション論・多職種連携論』『安全管理学・救急医療学』の5冊を発行しました.『安全管理学・救急医療学』では，責了間際であったにもかかわらず，執筆・制作者の熱意でCOVID-19に関する当時の新しい内容を加えることができました.お陰様で，シリーズ全般に発行当初から多くの反響をいただき，第2弾としてさらに数冊の企画を世に送り出すことができる環境が整いました.

　本シリーズの基本コンセプトは，リハ専門職の専門教育に対する単なる補完や予備的なものではなく，入学早期から生涯にわたり学ぶ意欲を高め，医療専門職としてのプロフェッショナリズムの根幹を育み，背景を理解した正確な知識と技術を時代の変化に適用できる能力を養うものです.

　第1弾では，化学に関連の深い栄養学，薬理学，臨床薬理学と組み合わせ，今回，第2弾として当初から俎上に載っていた物理学を取り上げました.医師，生理学，哲学と物理学は共通の語源をもつことからも理解できるように，自然現象を広く理解するための基盤です.あわせて，近年の科学技術の発展に伴い，臨床応用物理として，モニタリング・遠隔通信，人工知能(AI)や人工・混合現実(VR，AR，MR)技術を応用した多くの評価・治療機器が医療，福祉・介護現場で導入されています.

　本書『リハベーシック物理学・臨床応用物理』では，教養教育で異なる学部生の物理学教育に携わっている研究教育者，リハ専門職への教育経験が豊富な物理・工学者，リハ専門職にご執筆いただくことができました.数式に基づく基本的な物理法則の理解から，体位変換による圧力と呼吸循環機能への影響や，腰痛や転倒の予防を含めたバイオメカニクスと患者・労働安全に関するものなど，幅広い内容を収載しました.あわせて，これまで読者の皆様から頂戴したご意見をもとに，簡潔な記述を心がけ，図表と本文との整合性や利用しやすいレイアウトの工夫についてもさらなる改善に取り組んできました.

　ぜひとも多くの方に本書を手に取っていただき，自然科学の理解を深めるとともに，人文・社会科学と合わせて，対象者に寄り添いエビデンスに基づく効果の高いリハビリテーションの理解と実践に役立てていただければ幸いです.

2022年11月

担当編集

内山　靖

目　次

CONTENTS

CHAPTER 1 物理学・臨床応用物理はおもしろい ……………… 内山　靖　8

LECTURE 1-1 ▶ なぜ物理学を学ぶのか ……………………………… 8
LECTURE 1-2 ▶ なぜ臨床応用物理を学ぶのか ……………………… 10
LECTURE 1-3 ▶ リハビリテーションに活かす物理学・臨床応用物理 … 12
LECTURE 1-4 ▶ 本書の構成と学び方 ………………………………… 14

CHAPTER 2 力 ……………………………………………… 乾　雅祝　16

LECTURE 2-1 ▶ 力とは ………………………………………………… 16
LECTURE 2-2 ▶ ベクトル ……………………………………………… 18
LECTURE 2-3 ▶ 作用・反作用，摩擦 ………………………………… 20
LECTURE 2-4 ▶ 重　力 ………………………………………………… 22

CHAPTER 3 モーメント …………………………………… 乾　雅祝　24

LECTURE 3-1 ▶ モーメントとは ……………………………………… 24
LECTURE 3-2 ▶ トルク ………………………………………………… 26
LECTURE 3-3 ▶ つり合い ……………………………………………… 28
LECTURE 3-4 ▶ 慣　性 ………………………………………………… 30

CHAPTER 4 圧　力 ………………………………………… 安本誠一　32

LECTURE 4-1 ▶ 圧力とは ……………………………………………… 32
LECTURE 4-2 ▶ 体　圧 ………………………………………………… 34
LECTURE 4-3 ▶ 水　圧 ………………………………………………… 36
LECTURE 4-4 ▶ 気　圧 ………………………………………………… 38

CHAPTER 5 エネルギー …………………………………… 吉村玲子　40

LECTURE 5-1 ▶ 仕事とエネルギー …………………………………… 40
LECTURE 5-2 ▶ 力学的エネルギー …………………………………… 42
LECTURE 5-3 ▶ 熱エネルギー ………………………………………… 44
LECTURE 5-4 ▶ 電気エネルギー ……………………………………… 46

CHAPTER 6 電磁気 ──────────────── 吉田正樹 48

LECTURE 6-1 ▶ 電気と電力 ────────────────────── 48
LECTURE 6-2 ▶ オームの法則 ──────────────────── 50
LECTURE 6-3 ▶ 磁　場 ──────────────────────── 52
LECTURE 6-4 ▶ 電磁力 ──────────────────────── 54

CHAPTER 7 波　動 ──────────────── 吉田友敬 56

LECTURE 7-1 ▶ 波動の基本的な性質 ─────────────── 56
LECTURE 7-2 ▶ 波動の表現 ──────────────────── 58
LECTURE 7-3 ▶ 横波・縦波・定常波 ───────────────── 60
LECTURE 7-4 ▶ 音の性質 ────────────────────── 62

CHAPTER 8 力学（てこ・滑車） ───────── 藤澤宏幸 64

LECTURE 8-1 ▶ てこの基本構造 ────────────────── 64
LECTURE 8-2 ▶ 人体における第1・2のてこ ─────────── 66
LECTURE 8-3 ▶ 人体における第3のてこ ──────────── 68
LECTURE 8-4 ▶ 滑車（定滑車，動滑車） ─────────────── 70

CHAPTER 9 力学（生体力学） ───────── 野口直人 72

LECTURE 9-1 ▶ 姿勢とは ────────────────────── 72
LECTURE 9-2 ▶ 立ち上がり・着座動作 ──────────────── 74
LECTURE 9-3 ▶ リーチ動作・把持動作 ──────────────── 76
LECTURE 9-4 ▶ 移乗動作 ────────────────────── 78

CHAPTER 10 圧力（呼吸・循環） ───────── 間瀬教史 80

LECTURE 10-1 ▶ 呼吸と圧力 ──────────────────── 80
LECTURE 10-2 ▶ 姿勢の変化による呼吸と圧力 ─────────── 82
LECTURE 10-3 ▶ 循環と圧力 ──────────────────── 84
LECTURE 10-4 ▶ 心ポンプ機能（心拍出力）と血管抵抗 ──────── 86

CHAPTER 11 エネルギー（物理療法機器） ───── 日髙正巳 88

LECTURE 11-1 ▶ 温熱・寒冷療法に関するエネルギー ────────── 88

LECTURE 11-2 ▶ 超音波療法に関連するエネルギー ———————————————— 90

LECTURE 11-3 ▶ 電気刺激療法 (低周波) に関連するエネルギー ——————————— 92

LECTURE 11-4 ▶ レーザー光線照射療法に関連するエネルギー —————————————— 94

CHAPTER 12　エネルギー (放射線・電磁力) ———————————— 小山修司　96

LECTURE 12-1 ▶ 放射線とは ——————————————————————————— 96

LECTURE 12-2 ▶ 単純X線の基本原理と実践範囲 ——————————————————— 98

LECTURE 12-3 ▶ CTの基本原理と実践範囲 ————————————————————— 100

LECTURE 12-4 ▶ MRIの基本原理と実践範囲 ———————————————————— 102

CHAPTER 13　波動 (音声) ———————————————————— 米本　清　104

LECTURE 13-1 ▶ 発声・発語器官のメカニズム ————————————————————— 104

LECTURE 13-2 ▶ 音声生成のメカニズム (音の共鳴と伝達) ——————————————— 106

LECTURE 13-3 ▶ 音声の音響分析と特性 ——————————————————————— 108

LECTURE 13-4 ▶ 発声の障害と音響的特性 —————————————————————— 110

CHAPTER 14　波動 (聴覚) ———————————————————— 米本　清　112

LECTURE 14-1 ▶ 聴覚器官のメカニズム ——————————————————————— 112

LECTURE 14-2 ▶ 音環境と聞こえ —————————————————————————— 114

LECTURE 14-3 ▶ 聴覚の障害と音情報伝達 —————————————————————— 116

LECTURE 14-4 ▶ 聴覚支援機器 (補聴器, 人工内耳のメカニズム) ——————————— 118

CHAPTER 15　要点Check ——————————————————————————— 120

PT・OT国家試験過去問題 —————————————————————————————— 133

ST国家試験過去問題 ————————————————————————————————— 140

文献一覧 —————————————————————————————————————— 143

索　引 ——————————————————————————————————————— 144

執筆者一覧

編集者

内山 靖		名古屋大学大学院医学系研究科予防・リハビリテーション科学創生理学療法学
藤井 浩美		山形県立保健医療大学保健医療学部作業療法学科
立石 雅子		日本言語聴覚士協会

執筆者（執筆順）

内山 靖		名古屋大学大学院医学系研究科予防・リハビリテーション科学創生理学療法学
乾 雅祝		広島大学総合科学部総合科学科自然探究領域
安本 誠一		国際医療福祉大学福岡保健医療学部理学療法学科
吉村 玲子		北里大学一般教育部自然科学教育センター物理学
吉田 正樹		元・大阪電気通信大学医療健康科学部理学療法学科
吉田 友敬		名古屋文理大学情報メディア学部
藤澤 宏幸		東北文化学園大学医療福祉学部リハビリテーション学科理学療法学専攻
野口 直人		群馬大学大学院保健学研究科
間瀬 教史		甲南女子大学看護リハビリテーション学部理学療法学科
日髙 正巳		兵庫医科大学アドミッションセンター
小山 修司		名古屋大学脳とこころの研究センター/大学院医学系研究科
米本 清		岩手県立大学名誉教授

なぜ物理学を学ぶのか

POINT

　物理学は，自然現象を普遍的に理解するものである．体の動きをミクロ・マクロの視点から総体的に理解し，医療・リハビリテーションにおける科学的な評価・治療や生活環境の支援技術・機器を理解・実践するための基礎学問となる．

1 物理学（physics）とは

　物理学は，自然現象を簡潔・普遍的に理解する学問である．物質の本質と特性を究明するうえで，物質の基本構成である原子から宇宙全体のエネルギーを，力，電気・電磁，波動を含む多くの現象から総合的かつ補完的に捉えるものである．物理学を意味するphysicは，ギリシャ語（φυσιξ）で自然を意味し，自然現象の理解と究明の過程でさまざまな法則や数式によって基本的な原理が一般化される．智を愛でる"哲学（philosophy）"はmetaphysicsともいわれ，物理のメタ認知として現象の普遍的な深い理解に通じる．なお，physiologyは生理学をさし，動植物の自然現象を科学的に探究する学問として物理学との関連が想像できる．

2 医学・医療の歴史と物理学との関係

　医療を歴史的に振り返ると，運動，光線，土・泥，水・温泉，電気，振動（音），気などの自然界のエネルギーを癒し（healing, treatment）の手段として活用する時代が長く，一部に不要なものを物理的に取り除く治療（外科的処置）が行われていた．その後，感染症に対する化学的な原則を活用した薬物療法が開発され，内科的な治療が飛躍的に進歩し，生物製剤と相まって化学生物学的な治療がなされている．さらに，最近では医療材料や手術機器の小型・精密化や遠隔操作の実現によって，非侵襲的な診断や微小侵襲手術が安全に行われるようになっている．英語でphysicianは医師をさし，フランス語でphysicienは物理学者をさすように，医学と物理学は古くからきわめて密接な関係がある．

3 リハビリテーションの歴史と物理学との関係

　リハビリテーション医療は，Physical Medicine and Rehabilitation（PM&R）とよばれ，物理医学を治療/介入の手段とする．当初は，物理的手段に放射線が含まれていたが，現在では放射線診療科とは区分され，物理的手段（機器）を用いた治療は物理療法（physical agents）として整理されている．理学療法は，米英語ではphysical therapyもしくはphysiotherapyであり，身体，生体，物理など，理学療法の目的と手段を表している．

4 リハビリテーション専門職が物理学を学ぶ意味

　自然現象の基本的な理解には，図に示すように，物質を研究の対象とする化学（chemistry），生命現象の構造と機能を探究する生物学（biology）とともに物理学が重要である．また，生物物理

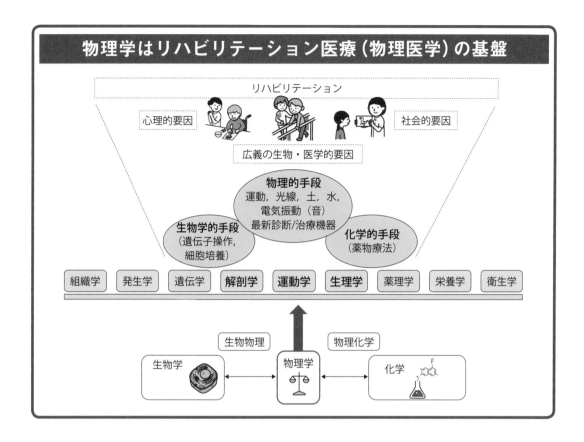

（生物と物理），物理化学（物理と化学），生化学（生物と化学）とよばれる学問領域があるように，生命現象を理解するためには相互に関連した理解が必要となる．

　前述の自然科学に基づき，解剖学，生理学，運動学に加えて組織学，発生学，遺伝学，薬理学，栄養学，衛生学などに，病理学，病態生理学に基づき臨床医学が構造化され，物理的手段とともに化学・生物学的な手段によって広義の生物・医学的要因を究明・解決する．さらに，リハビリテーションは再び適応する社会的な人間としての復権や尊厳を支援するために，心理的，社会的な要因にも目を向けた生活者としての視点から総体的な取り組みを行う．

コラム　高校で学ぶ「理科3科目」

　高校では，物理，化学，生物のいわゆる理科3科目を学ぶ機会があるが，共通テスト（以前はセンター試験や共通一次試験と呼称）や個別学力試験では1〜2科目を選択することが多い．多くの高校では，○○基礎として3科目を履修後に，化学を基本として生物か物理を選択している学生が多い．医療・福祉系の専門職を志望する学生のなかには，物理を選択していない場合や，数学の理解に基づく法則や数式の理解も含めていわゆる物理嫌いの学生も少なくない．

　リハビリテーション専門職（以下，リハ専門職）を目指す学生には，対人支援職業として心理・社会的な人間の理解にも共感・親和性をもったバランスの優れた学生が多い．これは，医療職としての倫理観やプロフェッショナリズムの涵養にも重要な点である．よりよい治療者として自然科学に基づき生命現象を理解する基礎として，これから物理学の学修を進めていけばよい．

（内山　靖）

LECTURE
1-2

なぜ臨床応用物理を学ぶのか

POINT
臨床応用物理は，生体機構の解明に貢献し，安全で効果的な精度の高い評価・診断や治療・生活機器に幅広く利用されている．基本原理を理解したうえで，正しい適用の判断と正確な操作手順で臨床実践を進める必要がある．

1 臨床応用物理とは

　この呼称は一般化された科目名や学問領域ではなく，物理的な原理・法則や特性を臨床に応用するための必要な視点や知識ならびに機器等を含む領域を表したものである．

　ここでは，生体機構を合理的に理解するための原理・法則，医療福祉領域における評価・診断，治療支援のための機器に関する内容を含むものと考える．

2 生体機構の解明

　遺伝子，細胞膜の性質や細胞分裂に関連した遺伝子の転写や分子の運動・エネルギーの解明など，化学・生物学的な知見とともに物理学を応用した生物物理，物理化学，情報科学や理工学との融合によって，多くの生体機構や病態が明らかになってきている．視覚，聴覚，体性感覚は，光，音，振動・圧力など外部の物理的情報を生体内で増幅して知覚し，危険回避や合理的な行動を行うための情報として重要である．筋収縮は，アクチンとミオシンの架橋と力を発揮する際の効率の理解など，基本的・応用的動作の機能不全を明らかにする診断・評価や治療・介入の礎となっている．また，近年の科学技術の進歩に伴うBrain Machine Interface (BMI)，Human Robot Interface (HRI) は，情報科学と融合した臨床応用物理の成果物のひとつともいえる．

3 安全・リスク管理と効果的・効率的な医療の推進

　ここでいう安全とは，対象者 (患者安全：patient safety) とともに医療者の労働安全をも含む．物理的原理による最新機器の活用による微小侵襲の検査や手術は患者安全に寄与し，高齢者を含む対象者の適用の拡大や早期の退院や社会参加にも結びついている．医療機器の物理特性を十分に理解することは，疼痛や外傷の発生を予防するのみならず，対象者の不安感の軽減にもつながり良好な患者―医療者関係の構築にも関与する．医療者が休職・離職する要因のひとつに腰痛・慢性痛が挙げられ，生体のバイオメカニクスの理解やリフター等の活用，医療者を支援する機器の開発は，医療者のより安全で効率的な労働環境を構築することにもつながる．

4 評価・診断機器

　脳や心臓を含む器官の活動は，細胞の電気的な変化 (脱分極) を基礎として成り立っており，これらの現象を非侵襲的に捉えて操作することは医学的な評価・診断に深く関わっている．脳波，心電図，筋電図などは，日常診療において不可欠な機器として広く普及している．X線，超音波，CT (Computer Tomography：コンピュータ断層撮影) は，生体の組成である水分，脂肪，筋，

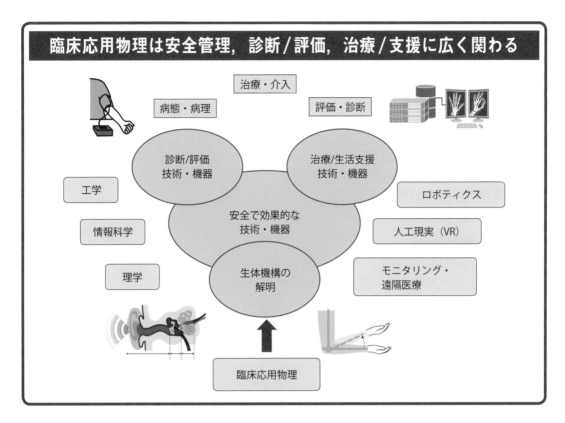

内臓など，物質の違いによる透過性や反射の程度が異なる原理を応用したものである．MRI (Magnetic Resonance Imaging：核磁気共鳴画像) は，磁場，電気，力の物理現象を応用した，脳を含む器官の構造と機能を抽出するもので，強調する物質を選択する撮像条件で正確な診断が容易となる．また，核医学とよばれる，放射性医薬品を投与しガンマカメラで画像化する技術が一般化しており，PET(Positron Emission Tomography：陽電子放出断層撮影) によって代謝を捉えることで，がんの早期診断などにも活用されている．

5 ┃ 治療・生活支援機器

治療・支援機器では，評価・診断機器とは逆に，電気・磁場・力学的なエネルギーを外部から生体へ与えることで機能や動作に不足している力やエネルギーを補うものである．これには，生体信号をトリガーとして不足する機能・動きの増幅やタイミングを補う義肢 (電動義手・インテリジェンス義足など) やロボットも含まれる．また，電気的な刺激を応用した治療機器として，心臓洞結節の機能低下に対する埋め込み型ペースメーカーが挙げられる．心臓弁膜症に対する人工弁はチタンなどを利用した機械的な機能を代行するものである．近年では，人工知能 (AI) を備えた医療・介護機器，人工現実 (VR，AR) を利用した認知症，半側無視，上肢の機能回復，実践的な歩行練習の機器も開発されている．また，通信技術によって，病院・施設内での転倒予防や徘徊防止のためのモニタリングや，医療者と自宅をつないだ遠隔医療 (TeleHealth) が促進されている．遠隔医療は，これまで僻地や一部の地域に活用が限られていたが，コロナ禍で急速にニーズが高まり，リハビリテーション医療にとっても不可欠な技術として期待されている．　　　　　(内山　靖)

LECTURE 1-3 リハビリテーションに活かす 物理学・臨床応用物理

POINT

物理学・臨床応用物理の原理・原則は，日々の臨床における安全・リスク管理に基づく効果的・効率的なリハビリテーションの多くの場面で密接に関わっている．各職種の専門性から，多くの技術や機器が活用されている．

1 日常臨床における理解と活用 (図①)

ここでは，日常臨床と密接に関係する物理学的な原理と臨床応用の技術を紹介する．

①筋力測定・身体の固定

臨床でいう筋力は，筋収縮による力 (骨などのレバーアームによって発揮されたモーメント) を計測している．力と関節 (または複合的な) 中心から作用点までの距離の積で表され，より遠位に徒手や機器を置く (作用点) ことで少ない力でつり合いをとることができる．骨折や疼痛がある場合は，受傷部位に負荷を与えないために近位に抵抗や固定を行うが，その際には抵抗・固定部位で発揮される力はみかけ上大きくなる．この原理は，対象者の身体を安全に固定・誘導する際のベルトの位置などの選択にも応用できる．また，滑車を利用することで力の方向を変更することができ，動滑車の利用で必要な力を半減させることも可能となる．

②重力と圧力

一定の姿勢をとり続け，特定の部位 (皮膚直下に骨が位置する部位) に持続的な圧力が加わると，褥瘡を発生する要因となる．背臥位では，下部腰椎から仙骨部，肘頭，踵骨付近が該当し，座位では座骨，仙骨部の除圧が必要となる．また，姿勢 (重力) によって換気効率やガス交換がされやすい肺野が変わるために，肺炎の予防や改善に効果的な体位変換や姿勢を選択できる．

③水・温熱，電気刺激，超音波

水中では浮力がはたらき，速い運動では抵抗となる．温熱と組み合わせた部分浴，全身・歩行浴などは，熱傷，外傷や術後の疼痛軽減や機能回復の目的で利用される．臍部の高さの水深では，およそ体重の50%が免荷できる．電気刺激は，周波数・パルス・強度の組み合わせで，感覚刺激，疼痛の軽減，筋収縮の誘発など異なる目的で使用できる．超音波は，温熱と振動による物理刺激を発し，骨折の治癒，筋腱部の機能改善などの治療とともに，近年では，機能診断機器として筋の萎縮や肥厚，腱の滑走などの客観的な評価に用いられている．

④自助具・補助具，住宅改修

関節可動域の制限を補うリーチ，筋力低下に対するモーメント (爪切りの原理)，一側上肢の麻痺による固定などの機能を補助・代替し，多くの患者や高齢者に適用となる．これらに，スプリントや装具を組み合わせて日常生活の自立を支援することもある．また，移乗を助けるスライディングボード，立ち上がりや方向転換での安全性を高める移動バーなどが用いられる．家屋での手すりの設置では，固定する場所 (柱，壁) にかかる力に対して構造物の強度と力の伝達と分散など，建築に関わる物理的な原理を理解することで安全かつ合理的な応用性が広がる．

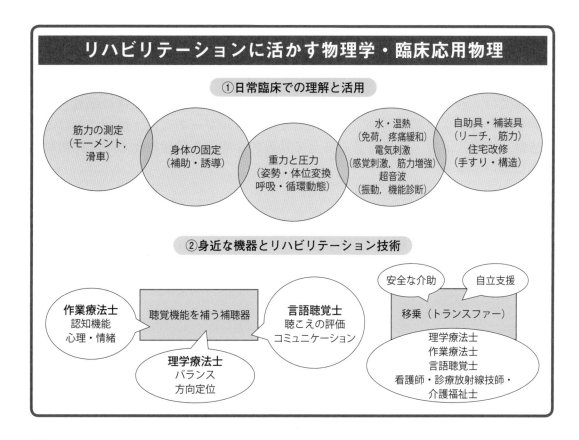

2 各職種からみた身近な機器とリハビリテーション技術への活用 (図②)

①補聴器

　補聴器は聴力や聴覚機能を補う道具であり，言語聴覚士の専門領域のひとつであることはもちろんのこと，作業療法士や理学療法士の専門性からも重要な機器である．聴こえの低下は言語的なコミュニケーションの支障に加えて，音源定位やエコーロケーションから安全な移動・歩行にも影響が生じる．バランスは視覚，前庭覚，体性感覚に加えて聴覚が重要な要素となり，理学療法士にとっても関連が深い．視覚機能が低下している高齢者や失明者では聴覚機能が安全な歩行にも密接に関わり，実用的な屋外歩行(community ambulation)が低下する要因となる．また，軽度の難聴は，認知症との鑑別や難聴による心理・認知，情緒への影響や余暇・生産活動などの生活行為に影響する場合があることから，作業療法士にとっても重要である．

②トランスファー (移乗)

　対象者(患者，利用者，障害者)をベッドから椅子，便座などに安全に移乗する行為は，リハ専門職にとって対象者の自立支援や療養上のケアとして重要な行為のひとつである．このためには，体重心の位置を移動するためのモーメント，反力，てこ，位置・運動エネルギーの保存の原理に基づき，人と人との相互作用(Human-Human Interaction: HHI)の理解が必要となる．安全に移動するための介助と自立を支援するための補助・誘導の要素を適切に考慮できることが，リハ専門職にとってきわめて重要である．その際，リフター，手すりの使用や設置(住宅改修)，トランスファー過程の選択，教示・練習方法などを組み合わせることもある．　　　　　　　(内山　靖)

本書の構成と学び方

> **POINT**
> 本書では，自然科学分野の基本学問である物理学を学修し，生体の感覚・運動に関わる基本原則や活動・参加に必要なエネルギーの理解，医療における診断・評価，治療・支援機器の安全で効果的な実践を可能にする臨床応用物理について学ぶ．

1 本書の構成と活用方法

　本書は，リハ専門職を目指す学生が自然科学分野の基本学問である物理学を学修し，生体の感覚・運動に関わる基本原則や活動・参加に必要なエネルギーの理解とともに，現代医療における診断・評価，治療・支援機器の基本原理と安全かつ効果的な実践を可能にする臨床応用物理について幅広く学ぶことができる構成となっている．

　物理学については，リハ専門職が臨床・実践現場で直接遭遇する生体現象を基軸とした解説を中心としており，原子の運動や宇宙現象に関わる直接的な記述はしていない．臨床応用物理は，医療保健福祉の現場で求められる具体的な事象を物理的に理解する内容を中心に構成している．

　そのため，専門職の実践的な共通理解として第8〜14章を先に学修し，その基盤として第2〜7章を理解・補足の手段として学修することも可能である．

2 各章の概要と学びのヒント

　第1章では，リハ専門職を目指す学生が広く物理学と臨床応用物理を学ぶ意味を示している．

①物理学の概要（第2〜7章）

　物理学を専門とする教育研究者が執筆し，正確かつ基本的な科学を学ぶ内容とした．

　第2章では，力についてベクトルや重力を扱っている．第3章では，モーメント，トルク，つり合いについて解説されている．第2，3章は，リハ専門職が行う徒手的な刺激・誘導の根拠ともなるものである．第4章では，圧力について体圧（座圧等），水圧，気圧について記述され，第5章はエネルギーとして，仕事量，運動・熱エネルギーなどに触れられている．第6章では，電磁気として，電気と電力，磁場，電磁力が示されている．第5，6章の内容は，評価や治療に関連する医療機器の原理とそのリスクの理解とも密接に関係している．第7章では波動として，周波数や位相による波，光，音の性質について示されている．この章は，聴覚，音声のみならず，位相からみた神経・筋の協調制御などの理解につながる内容である．

②臨床応用物理の概要（第8〜14章）

　医療を専門とする教育研究者が執筆し，実践応用的な事象をもとにその物理的な原理を理解したうえで安全に効果的な適用ができることを目的とした記載とした．

　第8章は，力について，てこ，滑車，生体内の骨・関節の特性を示している．第9章は，生体力学について，日常生活での基本的な姿勢や動作を中心にバイオメカニクスを示している．この基礎として第2，3章に加えて，第4章の圧中心と支持基底面積の関係や，第5章の運動の速度による

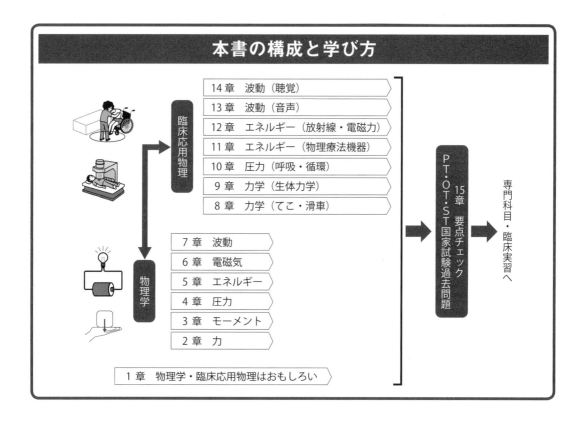

慣性力や位置・運動エネルギーの保存や変換などの理解も必要となる.

　第10章は呼吸循環について，圧力の関係から姿勢変換による重力と臓器の影響について流体力学を含めた解説がなされている．この章は，第4章の圧力に加えて，第2章のベクトル，第5章の仕事とエネルギー，第7章の周波数と位相の同期など，呼吸循環のリズムの形成とその相互効果である重畳効果（原理）などの理解でさらに応用性を深めることができる.

　第11章は，物理療法機器のエネルギーについて整理している．第12章では，X線，CT，MRIなどの診断機器について放射線・電磁力のエネルギーの点から解説している．ここでの機器などはリハ専門職が必ずしも直接扱うものばかりではないが，評価・診断，治療の際の有用性とリスクについて正しい理解が求められる．第5，6章のエネルギー・電磁気の理解が必要である.

　第13章は，音声について，音の共鳴と伝達，音声・構音の障害と音響特性の関係について解説している．第14章では，聴覚について音情報の伝達と聴覚の障害を示し，補聴器などの原理についても解説している．第7章の波動と強い関係があり，一部は第4章の圧力，第5章のエネルギーとも関連がある．この2つの章は言語聴覚士にとってきわめて重要であることは自明であるが，前項の例示からもわかるように作業療法士・理学療法士にも関係がある.

　第15章には全体の復習のための確認問題が記載されている．国家試験の出題内容を含めて卒業時までに修得する水準として，今後の教科目との相互的な理解を進めてほしい.

（内山　靖）

力とは

POINT

力は目に見えないが，物体を変形させたり，物体の運動状態を変えたりする
はたらきをもつ．

1 力と力の表し方

力を込めてボールを投げると遠くまで飛んでいき，ボールをバットで打ち返す瞬間を高速度カメラで撮影するとボールが変形している様子が観察される．このように力には，物体の運動状態を変えたり物体を変形させたりするはたらきがある．

今，床の上にある荷物に付けられたロープを肩にかけて引っ張っている状況を想像してみよう（図①）．人が引っ張る力は，ロープを通じて荷物に伝えられる．荷物にはたらく力は，ロープと荷物の接点においてロープから荷物に及ぼされていると考える．この接点を力の**作用点**という．ピンと張ったロープの方向から，作用点にはたらく力の方向と向きが観察できる．力の方向に沿った直線を**作用線**という．このように，力には大きさのみならず，方向と向きの性質が備わっており，矢印を使って表すことができる．

2 力の単位

力の大きさを表す単位は**ニュートン〔N〕**である．1ニュートンの大きさの力とは，質量1kgの物体に$1\mathrm{m/s^2}$の大きさの加速度を生じさせる力である．力の大きさの単位として**キログラム重〔kgf〕**が用いられることがある．1kgfの大きさの力とは，質量1kgの物体の**重さ**に等しい．後述するように，地上で1kgの物体にはたらく重力の大きさは9.8Nであるから，**1kgf=9.8N**である．したがって1Nの力の大きさは，質量0.102kgの物体の重さに等しい．

3 力の種類

物理学では，ある物体に及ぼされる力は，必ずそれに接している別の物体が及ぼしていると考える．荷物を引っ張る力の例では，荷物を引っ張っているのは人なので，作用点で荷物に及ぼされている力の起源が人であることは間違いないが，人が接しているのはロープであるから，人はロープに力を及ぼし，ロープが荷物に力を及ぼすと解釈する．力は以下のように分類される（図②）．以下の①～③，⑥は物体の移動を妨げる向きに，④は糸がぴんと張る向きに，⑤はばねが自然の長さに戻る向きに，⑦はつねに鉛直上向きに力が作用する．

1）接触している物体間にはたらく力

①**垂直抗力**：床の上の荷物の重さは床によって支えられ，荷物が下に沈んでいくことはない．床が荷物に及ぼしているこの力を垂直抗力という．

②**摩擦力**：荷物に付けられたロープを引っ張って，床の上を人が荷物を引きずる場合を考えよう．このとき床と荷物の間には，荷物の運動を妨げる向きに力がはたらいている．このような力を摩擦力という．後述するように，摩擦力には**静止摩擦力**と**動摩擦力**がある．

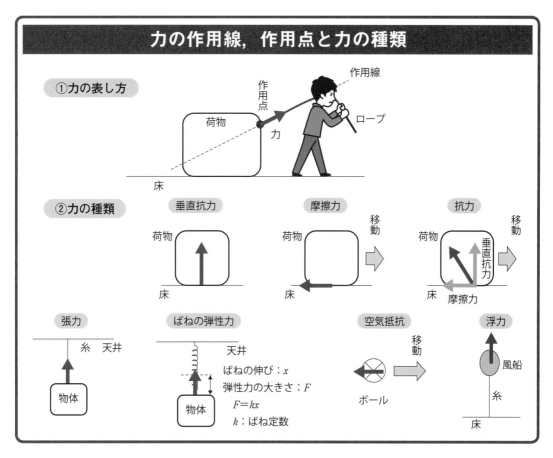

③**抗力**：前述の例では，荷物は床から垂直抗力と摩擦力を及ぼされているが，これらの力を合成して1つにまとめた力を抗力という．

④**張力**：ロープや糸がぴんと張った状態で及ぼす力を張力という．

⑤**ばねの弾性力**：ばねばかりを引っ張れば引き戻される力が生じる．このように，伸び縮みしたばねが及ぼす力をばねの弾性力という．ばねの弾性力の大きさは，伸び縮みしていない自然の長さから，ばねの長さが変化した大きさに比例する．

⑥**空気抵抗**：空気中を運動する物体には空気による抵抗力がはたらく．これを空気抵抗という．

⑦**浮力**：ヘリウムガスを入れた風船は空気中で浮いている．このように空気中や水中の物体に，空気や水が及ぼす力が浮力である．水中に沈んでしまった物体にも水による浮力がはたらいている．きわめて影響が小さいので通常は無視しているが，地上にあるすべての物体には，空気による浮力がはたらいている．より正確な質量は，真空中で天秤を使って求めるか，空気中で測定した値に浮力の補正を施さねばならない．

2) 物体同士が接触していなくても及ぼし合うことができる力

　プラス同士，マイナス同士では反発し合い，プラスとマイナスでは引き合う**静電気力**や，磁石が及ぼす**磁気力**，地球が及ぼす**重力**などが自然界に存在する．静電気力と磁気力をまとめて**電磁気力**ともいう．後で詳説するが，地上のすべての物体には，地球が地球の中心方向に引っ張る重力が及ぼされている．

（乾　雅祝）

LECTURE 2－2 # ベクトル

POINT

力は，大きさだけでなく方向や向きの性質を合わせもっている．速度や加速度も，大きさ，方向，向きの性質を合わせもつ．

---

1 ベクトルの表し方（図①）

　大きさ，方向，向きの3つの性質を合わせもつ量を**ベクトル**という．ベクトルaはaや$\vec{a}$と表記する．矢印を用いるとベクトルを視覚的に表すことができる．矢印の長さがベクトルの大きさ（aの大きさをaと表記する），矢印の方向と向きがベクトルの方向と向きを表す．矢印の始まりをベクトルの始点，矢印の先端部分をベクトルの終点という．ベクトル（矢印）は自由に平行移動できる．

2 定数倍したベクトル，ベクトルの和と差の公式と平行四辺形の法則（図②③）

　aをp倍したベクトルはpaと表記し，これはaと同じ方向，向きをもち，長さをp倍した矢印で表される．bと大きさが同じで逆向きのベクトルは$-b$と表記する．2つのベクトルの和や差を表すベクトルも矢印を使って表すことができる．$a+b$はaとbの始点を合わせてできるa，bを辺にもつ平行四辺形の対角線を表す矢印となる（**平行四辺形の法則**）．これはaの終点にbの始点を合わせて，aの始点からbの終点に引いた矢印とも一致する．ベクトルa，bの差$a-b$は，ベクトルaと$-b$の和と考えると，同様に求めることができる．

3 力の合成と分解（図④⑤）

　ふつう，1つの力は1つのベクトル（矢印）で表現する．垂直抗力と摩擦力をまとめた抗力のように，2つ以上の力をまとめて1つのベクトルとして表すことを**力の合成**という．一方，斜め方向を向いた力をたとえば水平方向と垂直方向の成分に分けて2つ以上の力の和として表すことを**力の分解**という．力の合成や力の分解を行うには，ベクトルの和と差の公式を利用する．

4 速さと速度，加速度（図⑥〜⑧）

　点Pの位置を表すベクトルrを**位置ベクトル**という．rの始点は原点Oに固定されており，自由に平行移動することはできない．時刻tに点Pにあった物体がある軌道上を移動して時刻t'に点P'に来たとする．PからP'に引いたベクトルを**変位ベクトルΔr**（デルタアール）といい，位置ベクトルを使って$\Delta r = r' - r$と表すことができる．P'を限りなくPに近づけたときのΔrを，経過時間（$t' - t$）で割ったものをPにおける**速度v**といい，軌道の接線方向で物体の進行方向を向くベクトルとなる．vの大きさvを**速さ**といい，その単位にはメートル毎秒（m/s）やキロメートル毎時（km/h）が用いられる．物体の速度の変化率Δv（デルタブイ）から同様の手順で導かれる物理量を**加速度**といい，大きさと方向，向きを合わせもつベクトルとなる．一般に，速度と加速度は同じ向きになるとは限らない．加速度の大きさの単位には，メートル毎秒毎秒（m/s²）が用いられる．

（乾　雅祝）

ベクトル

①ベクトルの表し方

終点
（head）

方向と向き

大きさ

始点
（tail）

a　　pa　　1：p

b　　$-b$

②ベクトルの和

平行四辺形の法則

$a+b$
b
a

直接法

$a+b$
b
a

③ベクトルの差

$a-b = a+(-b)$

b
a
$-b$
$a-b$

④力の合成

荷物

抗力
垂直抗力
摩擦力
床

⑤力の分解

張力の垂直成分　　張力

荷物

張力の水平成分

床

⑥位置ベクトルと変位ベクトル

P　Δr　P′　軌道

位置ベクトル　r　r'

変位ベクトル
$\Delta r = r' - r$

O

⑦速度（ベクトル）

接線

P　v

$t' - t$ で割る

軌道

⑧速度の変位ベクトルと加速度

〈減速する直線運動の場合〉

P　v　　　　　　　軌道

P′　v'

v

v'　　速度の変位ベクトル
$\Delta v = v' - v$

$t - t'$ で割る

$\quad$ P

加速度（ベクトル）　軌道

〈速さ一定でカーブを曲がる場合〉

P　v　　P′　v'　　軌道

v
速度の変位ベクトル
$\Delta v = v' - v$
v'

$t - t'$ で割る

P　　　　　軌道

接線

加速度（ベクトル）

作用・反作用，摩擦

LECTURE
2 - 3

POINT
ある物体にはたらく力は，必ず別の物体から及ぼされている．

1　物体同士の間にはたらく力（図①）

　手のひらにキューブを載せて支えて静止しているとき，手はキューブの重みを感じる．これはキューブが手のひらに力を及ぼしているためである．一方，もしキューブに触覚があるなら，手のひらから力（垂直抗力）を及ぼされていることを感じるであろう．このように接触している物体間には，お互いに力が及ぼされていることが多い．

2　フリーボディ・ダイアグラム（free-body-diagram，図②③⑦）

　物体間にはたらく力を解析するためフリーボディ・ダイアグラムを描いてみよう．ここでは，手のひらとキューブを別の黒丸で表し，それぞれにはたらく力を表示する．キューブの黒丸には，手のひらから及ぼされる鉛直上向きの**垂直抗力**と地球から及ぼされる鉛直下向きの**重力**がはたらいている．キューブが静止するためには，これらの力がつり合っていなければならない．**つり合い**の状態とは，物体にはたらくすべての力の和（これを**合力**という）をとるとゼロになる状態である．つまりキューブにはたらく重力と垂直抗力の矢印は，大きさが同じで向きが反対である．お互い平行でないa，b，cの3つの力がつり合っている場合には，平行四辺形の法則を使えば，$a+b$と大きさが同じで向きが反対のcを求めて$a+b+c = 0$の関係を表示することができる．

3　作用・反作用

　2つの物体A，Bがあり，AがBに力を及ぼすとき，大きさが同じで反対向きの力がBからAに及ぼされている．このような関係を**作用・反作用**という．手のひらとキューブのフリーボディ・ダイアグラムでは，手のひらにはたらく重みとキューブにはたらく垂直抗力が作用・反作用である．このように作用・反作用の関係にある力は，フリーボディ・ダイアグラムを描くと，必ず異なる黒丸に表されている．

4　摩擦力（図④〜⑦）

　①**静止摩擦力**：粗い床に荷物を置き，ロープを水平方向に引いても動かないとき，荷物には地球からの重力，床からの垂直抗力，ロープからの張力に加え，床から運動を妨げる向きに**摩擦力**がはたらいている．荷物は静止しているので，重力と垂直抗力に加え，張力と摩擦力もつり合いの関係にある．物体が静止しているときにはたらく摩擦力を静止摩擦力という．張力を増していくと，いずれ荷物は動き始める．荷物が動き始める直前の摩擦力を**最大静止摩擦力**という．最大静止摩擦力の大きさFは，物体に作用する垂直抗力の大きさをNとすると，$F = \mu N$の関係がある．ここでμ（ミュー）を**静止摩擦係数**という．

　②**動摩擦力**：荷物が動き始めると，最大静止摩擦力より摩擦力は小さくなる．運動している物体

※フリーボディ・ダイアグラムとは，それぞれの物体の力のつり合いを示した図である．
　ここでは物体を黒丸，力を矢印で表示している．

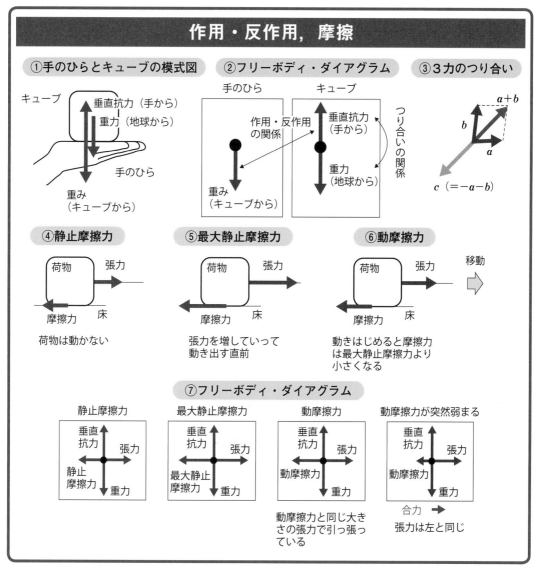

にはたらく摩擦力を動摩擦力という．動摩擦力の大きさ F' は，物体に作用する垂直抗力の大きさ
を N とすると，$F' = \mu'N$ の関係がある．ここで μ'（ミュープライムまたはミューダッシュ）を**動摩擦係数**という．動摩擦力と同じ大きさの張力を加えると荷物は一定の速さで運動する．

5 ┃ 運動方程式

　物体にはたらく力の合力がゼロのとき，物体は静止または**等速直線運動**をする．荷物にはたらく
動摩擦力と張力がつり合いの状態にある場合がこれに相当する．床に油がまかれていたなどの理由
で急に動摩擦力が小さくなると，張力が変わらなければ，荷物の運動方向を向くゼロでない合力が
現れる．合力が物体に作用しているとき，物体は**運動方程式**「質量×加速度＝力（合力）」に従って
加速度運動（速度が時々刻々変化する運動）を始める．時間変化しない一定の合力が及ぼされたと
き物体が行う運動が，**等加速度直線運動**である．

（乾　雅祝）

LECTURE 2-4　重　力

> **POINT**
> 地上にある物体には，つねに地球の中心方向へ地球から引っ張られる力（重力）がはたらいている．

1　万有引力の法則（図①）

　木になったリンゴは熟すと地面に落下する．月は地球から離脱することなく地球の周りを回り続けている．ニュートンは，この事実を地球からの引力がリンゴにも月にも及ぼされているためと考えた．ニュートンは，この考えを，太陽と地球，太陽と火星など，すべての物体同士の間には同じ起源の引力がはたらいていると一般化した．これを**万有引力の法則**という．質量のある物体が他の質量のある物体を引き付ける力を**重力**という．現代では，万有引力の法則は重力を説明する理論のひとつと位置付けられている．

2　重さと重力加速度の大きさ

　人は物体を持ち上げるとき重さを感じる．重さの起源は物体にはたらく重力である．ばねにおもりを吊るすとばねが伸び，おもりにはたらく重力と，おもりにはたらくばねの弾性力がつり合ったとき静止する．ばねの伸びからおもりの質量を計るのが，ばね秤である．これは物体にはたらく重力の大きさが物体の質量に比例するという実験事実に基づいている．運動方程式「質量×加速度＝合力」から予想できるように，この比例定数は加速度の大きさと同じ単位となり，**重力加速度の大きさ**とよばれている．質量の単位をkgとすると，地上にある物体に対する重力加速度の大きさは $9.8\,\mathrm{m/s^2}$ になる．力の単位のところで質量1kgの物体にはたらく重力の大きさは9.8Nと述べたが，これは $1\,\mathrm{kg}\times9.8\,\mathrm{m/s^2}=9.8\,\mathrm{N}$ ということである．厳密には，地表の重力加速度の大きさは，緯度・経度や標高によって少しずつ異なり，1kgの物体にはたらく重力の大きさも，場所によってわずかに異なる（標高0mとして東京は9.798N，札幌は9.805N）．

3　自由落下と運動方程式（図②～④）

　空気抵抗の影響を考えないとき，地上で木から落ちるリンゴには鉛直下向きの重力のみがはたらき，そのような条件の落下運動を**自由落下**という．リンゴにはたらく力の合力も重力であるから，**運動方程式**は「質量×加速度＝重力」となる．一方，重力の大きさは質量と重力加速度の大きさの積で表されるので，運動方程式から「左辺の加速度の大きさ＝重力加速度の大きさ」が導かれる．すなわち物体の質量に関係なく，自由落下では，物体は同じ大きさの加速度で鉛直下向きの等加速度直線運動をする．ボールを投げると，空気抵抗の影響を考えないときは，ボールは水平方向に等速直線運動，鉛直方向に等加速度直線運動し，その軌道は**放物線**となる．

　空気抵抗のある落下運動では，一般に落下速度が増すに従い空気抵抗も強くなる．はじめは加速度運動していた物体も，空気抵抗の大きさが重力の大きさと一致すると物体にはたらく力の合力はゼロになり，鉛直下向きの等速直線運動に移行する．このように空気抵抗があるから，上空から落

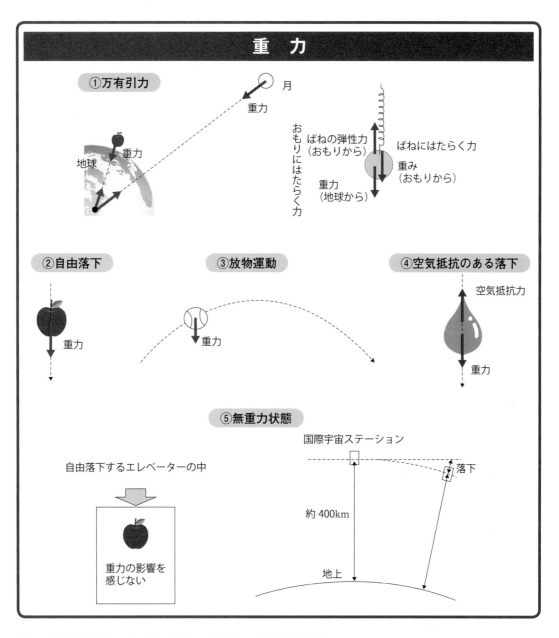

重　力

①万有引力

月

重力

地球

重力

おもりにはたらく力

ばねの弾性力
（おもりから）

ばねにはたらく力

重み
（おもりから）

重力
（地球から）

②自由落下

重力

③放物運動

重力

④空気抵抗のある落下

空気抵抗力

重力

⑤無重力状態

自由落下するエレベーターの中

重力の影響を
感じない

国際宇宙ステーション

落下

約400km

地上

下してくる雨粒は，地表近くでは一定の速さで落ちている.

4 ┃ 無重力状態 （図⑤）

　もし人が自由落下するエレベーターの中にいれば，重力の影響を感じることができず，**無重力状態**を体験できる．地表から約400kmの上空を周回している国際宇宙ステーションの中で無重力状態[1]が実現しているのは，宇宙ステーションが水平方向に進みながら同時に自由落下を続けているからである[2].

※1　微小重力状態ともいう.
※2　後述する遠心力が重力とつり合って無重力状態になるという説明も可能である.　　　　　（乾　雅祝）

モーメントとは

POINT

**物体をある回転軸の回りに回転させようとする力のはたらきを表す物理量を
モーメント（またはトルク）という.**

1 モーメント

　支点に対して左側の腕の長さ6cmのところに3gのおもり，右側の腕の長さ9cmのところに2g
のおもりを吊るすと天秤はつり合う（**図①**）. <u>てこの原理</u>や天秤のつり合いで学んだように，支点
の回りに物体を回転させようとする力のはたらきには支点からの距離も関係する. このような関係
を表す物理量を**モーメント（トルク）**という. モーメントの大きさは「力の大きさ×腕の長さ」と書
ける. 長さLの腕に対して力Fが垂直にはたらいている場合，力の大きさをFとすると，支点Oの
回りのモーメントの大きさはLFとなる. Lの単位をメートル〔m〕，Fの単位をニュートン〔N〕と
すると，モーメントの大きさの単位は**ニュートン・メートル〔Nm〕**となる. 長さLの腕に対して力
Fが斜めにはたらいている場合，腕と力のなす角がθのとき，FのLに対する垂直成分の大きさを，
三角比（三角関数）を使って表すと$F \sin \theta$となるから，Oの回りのモーメントの大きさは$LF \sin \theta$
である. 力は作用線に沿って平行移動させてもそのはたらきは変わらないという性質を使えば，長
さLの腕に対して力Fが斜めにはたらいている場合に，Fの作用線に対するOからの距離を腕の長
さとして使うこともできる. 作用線とOの距離$L \sin \theta$はFに対して垂直であるから，Oの回りの
モーメントの大きさは$LF \sin \theta$となり，同じ結果になる（**図②**）.

　物体に複数の力がはたらくときのモーメントMを扱うには，Oの回りにそれぞれの力が物体を
どちら向きに回転させようとしているのかに着目する必要がある. Oを通る，紙面に垂直な回転軸
を考え，Oの回りを左回りに回転する向きを正の向きにとる. Oから距離L_1にある作用線上の力
F_1とOから距離L_2にある作用線上の力F_2の両方が，物体を左回りに回転させる作用を及ぼしてい
るときは，$M = L_1F_1+L_2F_2$である（**図③**）. 一方，Oから距離L_1にある作用線上の力F_1が物体を左回
り，Oから距離L_2にある作用線上の力F_2が物体を右回りに回転させる作用を及ぼしているときは，
$M = L_1F_1-L_2F_2$となる（**図④**）. $M >0$のとき，これらの力は物体を左回りに回転させようとしてお
り，$M <0$のときは，右回りである. $M = 0$のときは，左に回そうとする作用と右に回そうとする作
用が同じ大きさになっている. これはつり合いの状態に相当し，天秤がつり合っているときは
$M = 0$である. このように，モーメントMは，大きさと向きの性質を合わせもつベクトル[1]である.

※1　本章では，Mの矢印を表示しないのでベクトルを意味する太字では表さない.

2 回転運動

　自転車のペダル漕ぎは，モーメントが関わる回転軸の回りの回転運動である（**図⑤**）. 体重60kg
の人が30kgfの力で鉛直下向きにペダルを踏んだとき，回転軸とペダルが水平の位置にあるとき
が最大のモーメントとなる. 回転軸とペダルの距離が0.17mならば，モーメントの大きさは0.17
×30×9.8≒50Nmである. 　　　　　　　　　　　　　　　　　　　　　　　　　　（乾　雅祝）

モーメント

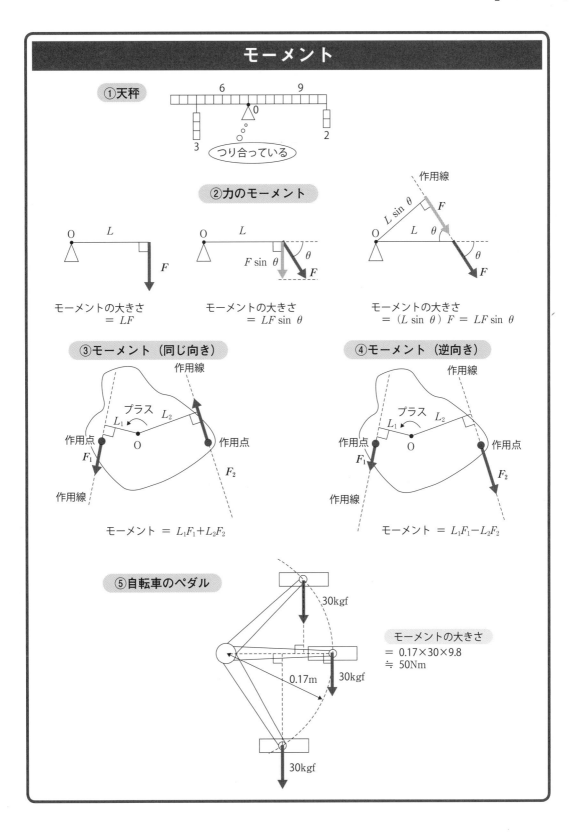

① 天秤

つり合っている

② 力のモーメント

モーメントの大きさ
$= LF$

モーメントの大きさ
$= LF \sin \theta$

モーメントの大きさ
$= (L \sin \theta) F = LF \sin \theta$

作用線

③ モーメント（同じ向き）

作用線

プラス

作用点   作用点

作用線

モーメント $= L_1F_1 + L_2F_2$

④ モーメント（逆向き）

作用線

プラス

作用点   作用点

作用線

モーメント $= L_1F_1 - L_2F_2$

⑤ 自転車のペダル

30kgf

モーメントの大きさ
$= 0.17 \times 30 \times 9.8$
$\fallingdotseq 50$Nm

0.17m

30kgf

30kgf

LECTURE 3-2

トルク

POINT

トルクとモーメントは同じ物理量であるが，日常ではトルクのほうが頻繁に使われる.

---

1 トルク

①トルク（モーメント）とは

<u>トルク（モーメント）</u>は回転軸の回りに回転させようとする力のはたらきを表す物理量である．自動車のエンジンは，シリンダーの中で燃料を爆発させたときのピストンの往復運動を回転運動に変換して車輪を回し，自動車を走らせている．エンジンの性能を表す数値に，最高出力と最大トルクがある．出力の単位には馬力が用いられていたが，1馬力≒0.74キロワット（kW）の関係があり，じつは馬力は電力と同じ意味をもつ単位である．単位時間に消費する電気エネルギーが<u>電力</u>であるから，馬力が大きなエンジンは，単位時間により大きなエネルギーを使って自動車を走行させることができる．

②トルクの単位

一方，トルクの単位にはキログラム重メートル〔kgf m〕が用いられていた．最大トルクは，ガソリンエンジンかディーゼルエンジンかによって異なり，最大トルクが得られる回転数もエンジンの種類により異なる．ガソリンエンジン同士で比較したとき，最大トルクが大きいエンジンほど回転軸の回りに回転させようとするはたらきが大きいので，アクセルを踏んだときの自動車の加速性能が高くなるといわれている．現在では，エンジンの性能表の表記も国際単位に標準化され，出力にはkW，トルクにはNmの単位が用いられることが多い．

2 トルクを利用した道具

①トルクレンチ

自動車やトラックのタイヤを車軸に取り付けるとき，ボルト（ねじ）にナットを締め付ける力加減はきわめて重要である．強すぎる力で締め付けるとねじ溝そのものを破損してしまうし，弱すぎる力では，走行中にボルトとナットが緩んで外れ，脱輪事故が発生しかねない．この，ねじを締め付ける力加減を表す物理量がトルクである．ボルトにナットを締め付ける工具をレンチというが（図①），トルクの大きさを計りながら締め付け作業を行うため，<u>トルクレンチ</u>が利用されている（図②）．ここで示しているトルクレンチのトルク計の単位は，キログラム重センチメートル〔kgf cm〕となっている．回転軸から41cmのところを握って10kgfの力を加えると，トルクの大きさは410kgf cmとなる．国際単位のNmの値は，1kgf = 9.8N，1cm = 0.01mの関係を使い，410kgf cm = 410×9.8×0.01≒40Nmのように求めることができる．

②植木はさみとくるみ割り器

以下に述べる例は，<u>てこの原理</u>を利用して考える結果と本質的に同じである．

はさみが物を切るときにかかる力はトルクを考えると求めることができる．植木屋が使う全長

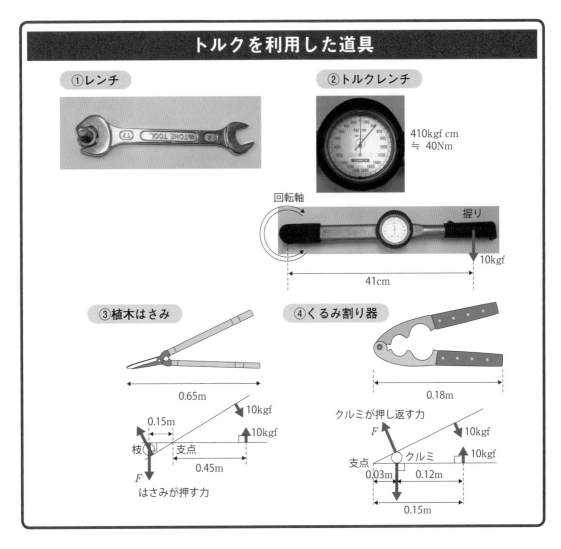

0.65mの大きなはさみを考える（**図③**）．はさみの形状を単純化して，支点から0.45m離れた柄の部分に柄に垂直に10kgfの力を両方から加え，支点から0.15mの刃のところに枝が挟まっているとする．片方の刃から枝にかかる力の大きさFは，枝が刃を押し返す力の大きさに等しい．支点の回りのモーメントのつり合いを使って，$0.15 × F = 0.45 × 10$から，$F = 30$kgfとなる．つまり枝は30kgfの力で両方から挟まれている．実際のはさみの形状は若干異なるから30kgfの数値は異なるかもしれないが，柄に加えた力より大きな力で枝を挟んでいることには間違いない．

　片手で握って使う方式のくるみ割り器のクルミにかかる力も，握る力より大きくなるように工夫されている（**図④**）．握力10kgfでくるみ割り器を握ると，両方の握りの部分に，柄に垂直に10kgfの力がかかる．くるみ割り器の形状を単純化して，支点から0.15mのところを握り，支点から0.03mのところにクルミが挟まれているとする．クルミが押し返す力の大きさをFとすると，支点の回りのモーメントのつり合いから，$0.03 × F = 0.15 × 10$となり，$F = 50$kgfが求められる．すなわち，クルミには握力より5倍程度大きな力がかかり，力を増していくとクルミの殻を楽に割ることができる．

（乾　雅祝）

LECTURE 3-3 つり合い

> ## POINT
> 力を及ぼされている物体が静止している状態をつり合いとよび，このとき力とモーメントの両方がつり合う必要がある.

1 つり合いの条件

力を及ぼされた物体[※1]が静止するためには，以下の**つり合いの条件**を満たす必要がある（**図①**）.

(1) **力のつり合い**：及ぼされている力の合力がゼロとなること

(2) **モーメントのつり合い**：及ぼされているモーメント（トルク）の和がゼロとなること

まず物体に2つの力Fと$-F$がはたらく場合を考える．$F+(-F)=0$であるから(1)を満たす．Fと$-F$が同一作用線上にある作用点ではたらいているときは(2)も満たされ物体は静止する．Fと$-F$が同一作用線上にないときの力を**偶力**といい，(2)の条件が満たされず物体は回転する.

物体に3つの力F_1，F_2，F_3がはたらくときは，F_1，F_2，F_3が同一平面上にあり，それぞれの作用線が1点で交わるときに(1)，(2)の条件を満たすことが可能である．つり合うときは，もちろんF_1，F_2，F_3は$F_1+F_2+F_3=0$でなければならない.

物体にはたらく力がお互い平行であるときのつり合いの条件を，天秤棒の質量を無視できる天秤のつり合いの条件を例に考える（**図②**）．長さLの天秤の左端に30N，右端に20Nの重力が鉛直下向きに加えられたとき，天秤を支えてつり合いの状態にできる支点Gの位置を求めてみよう．Gが左端から距離xにあるとする．Gを通り紙面に垂直な回転軸の左回りを正の向きとする．30Nの重力のトルクの大きさは$30x$，20Nの重力のトルクの大きさは$20(L-x)$で，それぞれ左回り，右回りの向きである．つり合うためにはトルクは$30x-20(L-x)=0$でなければならない．この方程式を解いてxを求めると$x=0.4L$となる.

上の説明では(2)の条件だけを使用した．(1)の条件を考えるにはGで天秤を支える力を含めなければならない．つり合いでは(1)が満たされるから，Gで天秤を支える力は，大きさ50Nの鉛直上向きの力である．天秤にこれら3つの力がはたらくとき，天秤の延長上で左端から距離aにある点Aの回りのモーメントのつり合いを計算してGの位置を求めてみよう．Aを通り紙面に垂直な回転軸の左回りの向きを正とする．Gにはたらく力のトルクの向きは正，天秤の左右の端にはたらく重力のトルクの向きは負である．トルクの和がゼロであるから，$50(a+x)-30a-20(a+L)=0$である．これを解くことにより$x=0.4L$となり，同じ結果が得られる.

[※1] 力を加えても変形しない理想的に堅い物体を剛体といい，ここでは剛体を扱っている.

2 重 心

天秤を支点で支えると静止する．この事実から，天秤に吊り下げられたおもりにはたらく重力の合力が支点に集中しているとみなすことができる．一般に，質量のある物体には，物体のそれぞれの部分にその部分の質量に比例する重力がはたらいている．物体にはたらく重力の合力は，物体の1点にはたらく重力で表すことができる．重力の合力がはたらく点を**重心**[※2]という．重心で物体を

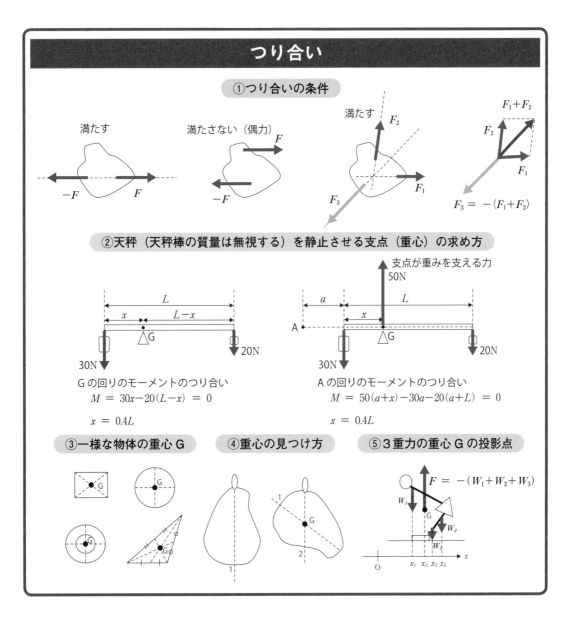

つり合い

①つり合いの条件

満たす　　　　満たさない（偶力）　　　満たす

$F_3 = -(F_1+F_2)$

②天秤（天秤棒の質量は無視する）を静止させる支点（重心）の求め方

G の回りのモーメントのつり合い

$M = 30x-20(L-x) = 0$

$x = 0.4L$

支点が重みを支える力
50N

A の回りのモーメントのつり合い

$M = 50(a+x)-30a-20(a+L) = 0$

$x = 0.4L$

③一様な物体の重心 G　　### ④重心の見つけ方　　### ⑤3重力の重心 G の投影点

$F = -(W_1+W_2+W_3)$

支えるとつり合いの状態にできる．対称的な形をした一様な物体の場合は，その形状から重心G
の位置を推定できる（**図③**）．ドーナツ型の物体のように，Gの位置には物体がない場合もある．
一様な三角形のGは，辺の中点とその辺に対する頂点を結んだ線が交わる点である．物体の端を
支えて吊り下げると，重心は必ず支えた点を通る鉛直線上にくる．このことを利用すれば，不規則
な形をした物体でも，吊り下げる方向を変えることにより，重心Gの位置を見つけられる（**図④**）．

静止した人体にはたらく，大きさ W_1，W_2，W_3 の3つの重力の重心Gの，水平方向を向いたx軸
に対する投影点の座標x_Gを，つり合いの条件を使って求めてみよう（**図⑤**）．静止しているからG
で3重力を支える鉛直上向きの力の大きさFは，$F = W_1+W_2+W_3$である．Oの回りのモーメント
のつり合いの式$x_GF-(x_1W_1+x_2W_2+x_3W_3) = 0$をたてると，$x_G = (x_1W_1+x_2W_2+x_3W_3)/F = (x_1W_1+x_2W_2+x_3W_3)$
$/(W_1+W_2+W_3)$ となり，x_Gが求められる．

※2　質量中心ともよばれる．　　　　　　　　　　　　　　　　　　　　　　　　　　　　（乾　雅祝）

慣 性

POINT
慣性とは，物体が運動状態を維持し続けようとする性質である．

1 慣 性

すべての物体はその運動状態を維持し続けようとする性質をもつ．すなわち静止した物体は静止を，運動する物体は「車は急に止まれない」の標語が示すように，その運動を保とうとする．このような性質を**慣性**という（図①）．

2 運動の3法則

慣性の法則は，ニュートンの「運動の3法則」の第1法則である．

①**第1法則**：力を及ぼされていない物体，または力を及ぼされていてもその合力がゼロである物体は，静止または等速直線運動をし続ける．これを**慣性の法則**という．

②**第2法則**：力（合力）を受けている物体はその向きに加速度を生じる．加速度の大きさは力（合力）の大きさに比例し，物体の質量に反比例する．この関係を式で表したものが**運動方程式**「質量×加速度＝力（合力）」である．

③**第3法則**：ある物体Aが別の物体Bに力Fを及ぼすときは，その物体Aも相手の物体Bから大きさが同じで逆向きの力$-F$を及ぼされる．これを**作用・反作用の法則**という．

運動の3法則は，観察や実験により見出された結果を体系化したものであり，これらが正しいことは観察や実験によってのみ証明される．これが数学の証明と物理の証明の根本的な違いである．

3 慣性力

第2法則の**運動方程式**は，静止または等速直線運動している観測者から見たときにだけ成立する（図②）．たとえば，電車が加速中はつり輪が後方に傾いているが，これを電車の外で静止している観測者が見ると，つり輪に**重力**と**張力**の合力がはたらいて，第2法則に従ってつり輪が加速度運動することが理解できる．一方，電車に乗って一緒に加速度運動している観測者（自分は静止していると思っている）からは，静止していたつり輪が勝手に後方に傾いたように見える（加速中は観測者自身も後方に引きずられるように感じるはず）．すなわち，重力と張力以外の第3の力がつり輪にはたらいて，これらの3つの力がつり合って静止していると理解するしかない．このように加速度運動する観測者が自分は静止していると考えて運動の法則を適用しようとする際に現れる力を**慣性力**という．慣性力は本当に静止した観測者には必要ない力であるから，LECTURE 2-1で説明したさまざまな力とは全く異なるものである．カーブを曲がるときや回転運動する際に現れる**遠心力**も慣性力である．

4 慣性モーメント（図③）

いま原点Oを通り紙面に垂直な回転軸の回りに質量mの物体が半径rの円軌道上を一定の速さで

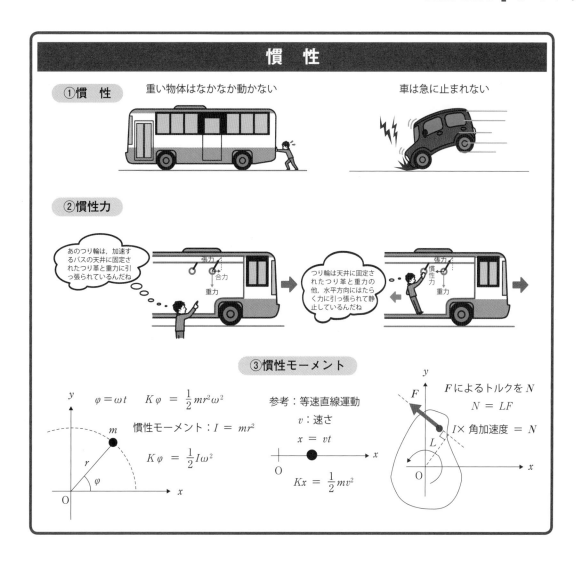

回転運動している場合を考える. **角速度**ωを使うと時刻tにおける**回転角**$\varphi = \omega t$と表すことができ, 物体の速さ$v = r\omega$と書ける. エネルギーの章（☞ CHAPTER 5）で学ぶことを先取りするが, 等速直線運動する物体の**運動エネルギー**$K_x = (1/2)mv^2$に対して, 回転運動する物体の**回転運動のエネルギー**$K\varphi$は$K\varphi = (1/2)mr^2\omega^2$となり, K_xと似た形式に書ける. ここで**慣性モーメント**$I = mr^2$を定義すると$K\varphi = (1/2)I\omega^2$となり, 等速直線運動との比較から, $I \leftrightarrow m$, $\omega \leftrightarrow v$のように対応していることがわかる. つまり**慣性モーメント**とは直線運動の場合の物体の質量（慣性質量）[1]に相当し, 固定軸の回りに回転運動する際の回転のしやすさ・しにくさに関わっている. 角速度の変化率（角加速度）を使うと, 固定軸の回りの回転運動の運動方程式は「慣性モーメント×角加速度＝トルク」と書くことができる. 物体の質量と形に応じて慣性モーメントの値は決まり, 慣性モーメントの単位は**キログラム平方メートル**（kgm^2）である.

※1　運動方程式に現れる質量を慣性質量, 重力を利用して求める質量を重力質量といい, これらを区別することがある. 精密な実験の結果, 慣性質量＝重力質量であることが証明されている.　　　　　　（乾　雅祝）

圧力とは

> **POINT**
> 同じ大きさの力を加えても，力の作用する面積の大きさによって，加えられた力の効果は異なる．その効果の大きさが圧力である．

1 圧力と力

　物体に同じ力を作用させていたとしても，力が作用している面積の大きさによってその物体に与える効果の大きさは異なる．たとえば，鉛筆の削った芯のほうで手の指を軽く押す場合と同じ力で削っていない側で手の指を押す場合とでは，手の指の痛さが違うことは経験的に知っている（図①）．これは，鉛筆の削ってないほうで指を押した場合には押した力が（広い）接触面に分散していて，鉛筆の芯で押した場合には芯の先端に押した力が（狭い）接触面に集中しているからである．このように，力と物体との接触面の広狭との関係から，同じように振りかぶって斧を使って薪を割る場合には，さび付いた鈍い斧の刃で薪を割るよりも，研がれた鋭い斧の刃で薪を割るほうが割れやすいことがわかる．また，金槌で釘を木片に打ち込む場合には，釘の先が尖っていれば木片に打ち込みやすい（木片を破壊しやすい）ことも想像ができる．

　Chapter 2で「力」について学習したが，上で述べた例のように，**力が作用する接触面積**の大きさによる物体への効果も考慮に入れた新たな物理量を定義しておくと便利である．このように物体に作用する「力」に対して，力が作用している接触面積の大きさを考慮に入れた新たな物理量を「圧力」とよぶ．

2 圧力の定義

　質量が100gの長方体の物体を横にしてスポンジの上に置いたとする（**図②左**）．この物体にはたらく重力は100g重（=0.10kg×9.8m/s²=0.98N）の大きさで鉛直下向きである．たとえば，この物体にはたらく100g重の重力を1本あたり1g重の矢印で表すと，物体の底面とスポンジの間の接触面には100本の矢印が接触面に向かって一様に分布しているイメージとなる．ここで，〔g重〕は力の単位として用いられることがあり，質量〔kg〕に重力加速度である9.8m/s²をかけることにより〔N〕に単位変換ができる．

　次に，この長方体の物体を立ててスポンジの上に置いたとする（**図②右**）．このときの接触面積が横にした場合の半分であったとすると，その半分の接触面に100本の矢印が一様に分布することになる．この物体を横にして置いた場合より，立てて置いた場合のほうが100g重の重力がスポンジに与える影響（変形させる能力）が大きいことがわかる．

　このような物体の接触面積の違いによるスポンジへの作用する力の効果の違いを比較するためには，同じ面積の中に何本の矢印が含まれるかを数えればよい．つまり，**単位面積（1m²）あたりの力の大きさ**を求めればよいのである．このことから接触面にはたらく力の大きさを接触面積で割ることにより，**圧力＝力の大きさ／接触面積**として「圧力」を定義する．

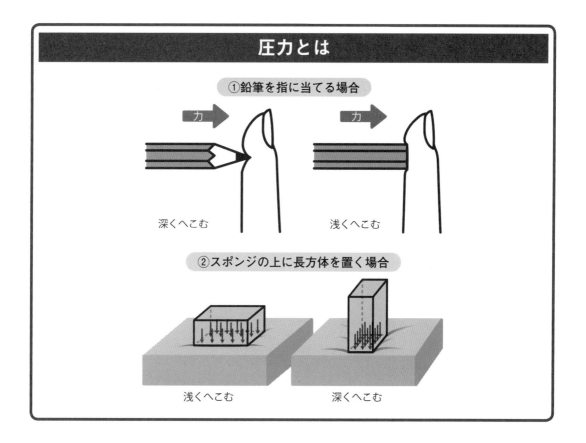

圧力とは

①鉛筆を指に当てる場合

力

深くへこむ

力

浅くへこむ

②スポンジの上に長方体を置く場合

浅くへこむ

深くへこむ

---

3 ▍ 圧力の単位

　圧力は単位面積あたりの力の大きさで定義される．力の大きさの単位は〔N〕，面積の単位は〔m²〕であるから，圧力の単位は〔N/m²〕である．今日では，17世紀フランスの科学者であるパスカルによる圧力に関する研究業績をたたえ，SI単位系では〔N/m²〕＝〔Pa〕と置き換えて圧力の単位としている．圧力の単位〔Pa〕は「パスカル」と読む．

　これ以外にも圧力の単位としては〔mmHg〕や〔atm〕という単位があるが，前者は現在でも医療分野で血圧の単位として用いられており，後者は気体の圧力の単位として用いられることがある．物理学ではいろいろな圧力の単位が出てくるので，単位の学習は重要である．

コラム　圧力と張力

　紐を引っ張る場合には，材質が同じであれば細い紐よりも太い紐のほうが丈夫で切れにくいことは知られている．紐にはたらく力（張力）は，紐を引っ張る力（外力）を紐の太さ（断面積）で割った値で与えられる．つまり，圧力と張力は物体を押すか引っ張るかの違いだけで，単位は同じである．一般的に，私たちは単に糸や紐を引っ張る力のことを張力とよんでいる．ちなみに，人間の大腿骨が耐えられる限界は，圧力に対して約$1,600 \times 10^5$Paで，張力に対して約$1,200 \times 10^5$Paであるそうだ．

（安本誠一）

LECTURE 4-2 体　圧

POINT

皮膚の表面と椅子やベッドなどの接触面の間に垂直に生じる接触圧のうち，重力によって生じる圧力を体圧という.

1 重力による圧力

　圧力の大きさは力の大きさを接触面積で割ることにより求められる. たとえば，体重が60kg重（≒588N）の人が靴 (靴の裏の面積を400cm^{2}とする) を履いて，床の上に両足で立っている場合を考える. 靴の裏面が床から受ける力は**作用・反作用の法則**（☞ LECTURE 2-3）から重力 (体重) と同じ大きさとなるので，靴の裏面と床との接触面にはたらく圧力は588〔N〕／4.00×10^{-2}〔m^2〕＝1.47×10^4〔Pa〕となる.

　また，片足で立った場合は靴の裏の面積は半分 (200cm^2) となるので，靴の裏面と床との接触面にはたらく圧力は，588〔N〕／2.00×10^{-2}〔m^2〕＝2.94×10^4〔Pa〕と両足で立っていた場合の2倍の圧力になる. それゆえ，片足で立った場合のほうが両足で立った場合より靴の裏面に対して大きな圧力がかかることが数値的にわかる.

2 体圧測定

　裸足で床の上に立っている場合，足の裏の皮膚の表面と床との接触面の間で重力によって生じる圧力が**体圧**である. このような場合，足の裏と一言で言ったとしても足の裏には土踏まずのように床とは接していない非接触面が存在する. つまり，土踏まずなどの非接触面を除いた接触面での足の裏にかかる圧力が体圧ということになる.

　椅子に座った場合には殿部と椅子との接触面で生じる圧力が体圧であり，ベッドに横になったときには，頭部，背中，腰や足などの部位でベッドに直接接する部位とベッドとの接触面での圧力が体圧である (**図①**). ベッドに横になった場合など，各部位にはたらく重力と接触面積が異なるのでそれぞれの部位によって体圧の大きさが異なる. これらの体圧は，身体とベッドとの隙間にクッションや枕などを挟んで，接触面積を増やすことにより体圧を分散させること (体圧分散) ができる. この体圧の分散により，頭部，背中，腰などに集中してかかっていた体圧の負担を減らすことができる (**図②**).

　実際の人間の身体は完全に硬い物体ではなく，人間の皮膚は柔らかく変形を伴う. また，骨の影響も受けるので実際に体圧を測定すると部位によって接触面にかかる圧力の分布は異なる. このような柔らかく変形を伴う皮膚の体圧の分布を測定するのが**体圧測定**である. 体圧測定は体圧分布測定シートを用いて測定することができる.

3 体圧と褥瘡 (床ずれ)

　ベッドに仰向けになった場合に，ベッドとの接触面で主に重力の影響を受ける身体的部位は，頭部，背中，腰，ふくらはぎ，踵，そして，肘である. 特に**褥瘡**が発生しやすいのは，骨が突出した

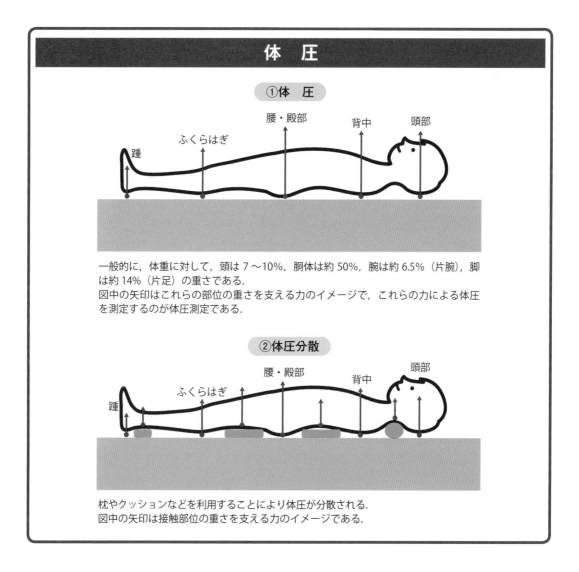

体 圧

①体 圧

一般的に，体重に対して，頭は 7 〜10%，胴体は約 50%，腕は約 6.5%（片腕），脚は約 14%（片足）の重さである．
図中の矢印はこれらの部位の重さを支える力のイメージで，これらの力による体圧を測定するのが体圧測定である．

②体圧分散

枕やクッションなどを利用することにより体圧が分散される．
図中の矢印は接触部位の重さを支える力のイメージである．

部位で体圧の影響を受けやすい腰の仙骨部あたりである．

　褥瘡は体圧と密接に関係があるので，どの部位にどの程度の重力がかかり，その部位の接触面積はどの程度であるかが褥瘡の発生を理解するうえで重要である．褥瘡予防には，体位変換，除圧動作指導，ADL動作の変更，保湿クリーム使用などを検討する．

コラム　体圧と褥瘡

　褥瘡は，長時間にわたって同じ部位が体圧により圧迫され，皮膚や筋肉の血流が滞ることにより障害や壊死が起こっている状態である．褥瘡を予防するためには長時間の圧迫を避けることが大切であり，体位変換や体圧分散が特に有効である．それゆえ，自分で体を動かしにくい患者で骨の出っ張りの強い人や皮膚の弱い人に対しては，低反発マットや枕，体圧分散ベッドなどの使用が有効となる．

（安本誠一）

水　圧

POINT

水などの液体は，決まった形をもたずに容器の形に合わせて自由に形が変えられる．このような性質をもつ水にはたらく圧力を水圧という．

1 静水圧と動水圧

　コップに水を入れると，コップの底面には水の重さ (重力) による圧力がかかる．さらに，コップの側面 (壁面) にも水による圧力がかかる．これは，水が自由に形を変える性質をもっているからであり，水が横に広がろうとしてコップの側面を押すからである．また，水中にある物体にも水の重さによる圧力がかかる．このような，水の重さによる圧力のことを**水圧**という．

　水圧は水面からの深さに比例して大きくなり，水圧の向きは水圧のかかる面に対して垂直である．たとえば，水面から深さ10mの場所での面積が1.0m^{2}の領域を考えよう．この領域上にある水の体積は10m^{3}であるから，水の重さは1.0×10^{4}kg重 ＝ 9.8×10^{4}Nとなる．よって，この領域にかかる水の圧力は9.8×10^{4}N／1.0m^2 ＝ 0.98×10^{5}Paとなる (**図①**)．この圧力はLECTURE 4-4で説明する大気圧の大きさにほぼ等しい．

　容器に入った水のように動きのない水による水圧のことを**静水圧**という．ヒトが水中に入ると，静水圧により静脈還流が増大する．蛇口につながれたホースの口から勢いよく出てくる水による水圧のことを**動水圧**という．動水圧は水の速さの2乗に比例して大きくなることがわかっている．動水圧は水から抵抗力を受ける水中での歩行や運動などの動体解析で重要な物理量である．

2 浮力 (アルキメデスの原理)

　静水圧は水の深さに依存し，水深が深くなれば水圧も高くなる．それゆえ，水中にある物体にはたらく水圧は上面よりも下面にはたらく水圧のほうが大きく，物体の上下で水圧の差が生じる (**図②**)．水圧は物体の表面に対して垂直にはたらくので，その結果として，水中の物体には上向きに力がはたらくことになる．この力のことを**浮力**といい，浮力を生じさせる原理を**アルキメデスの原理**という．また，物体の側面にはたらく水圧による力は水平方向の向きで相殺される (水平方向は力がつり合っている状態である)．

　私たちはプールに入った場合に，体が軽くなったように感じる．これが浮力の身近な例である．関節の腫れや痛みを伴っている患者さんの陸上での運動は，関節に対して体重負荷による関節痛を生じる．このような患者さんに対するリハビリテーションとして，この浮力を利用した水中ウォーキングのような水中での運動療法が推奨されている．このような水中での運動療法では，股，膝や足関節の荷重量が浮力によって減少され，関節への負担が少ない効率のよい運動が可能である．また，関節の状態に合わせて過重負担の調整も容易にでき，関節の痛みを軽減した状態でのウォーキングも可能である．ちなみに，プールに入ったときの水面が胸の高さにある場合には体重の約70%が軽減され，水面が腹部の高さあたりにある場合は体重の約50%が軽減されることが知られている．

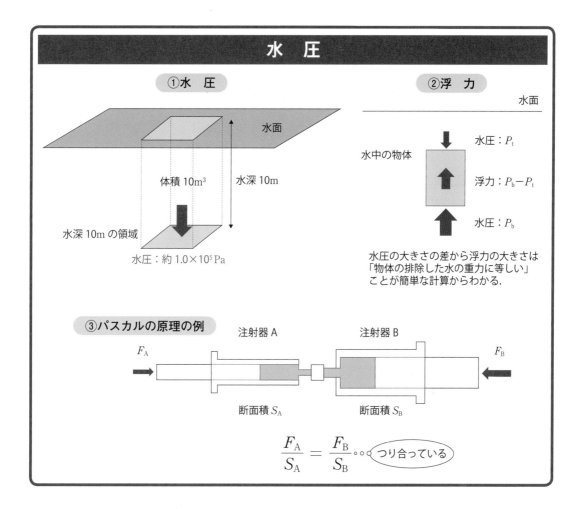

3 ┃ パスカルの原理

　パスカルは「静水圧は深さのみに依存するのであるから，水が密閉容器内に満たされて入っている場合，ある場所の圧力を Δp 高めれば密閉容器内全体の圧力も同じく Δp だけ高まる」という原理を発見した．この**パスカルの原理**は液体だけでなく気体の場合でも，それが静止していれば成立する．通常，液体と気体を合わせて**流体**といい，パスカルの原理は静止流体で成り立つ原理である．

　例として，細い管でつながれた断面積が 2.0×10^{-4} 〔m²〕と 4.0×10^{-4} 〔m²〕の注射器A，Bが液体で満たされ，水平に置かれているとする．注射器Aのピストンを力 1.0〔N〕で押したとすると注射器Bのピストンにはたらく力 F_B は，パスカルの原理から 1.0／2.0×10^{-4} ＝ F_B／4.0×10^{-4} が成立し，F_B ＝ 2.0N となる．つまり，注射器Aのピストンを 1.0〔N〕の力で押した場合に注射器Bのピストンを 2.0〔N〕の力で押すと，注射器AとBのピストンは静止し，つり合った状態となる（**図③**）．

（安本誠一）

LECTURE
4-4 # 気 圧

POINT
空気などの気体は，決まった形をもたずに容器の形に合わせて自由に形が変えられる．このような性質をもつ空気にはたらく圧力を気圧という．

1 気体による圧力

地球の周りには空気が満ちている．空気にも重さがあり，重力の影響を受けている．つまり，地表面には重力の影響を受けている空気の圧力が生じているのである（図①）．この圧力のことを**気圧**または**大気圧**といい，地表面で生活をしている私たちはこの大気圧の影響を受けている．

この大気圧による地表面での影響はかなり大きく，大気圧により地表面の物体には$1cm^2$あたり約$1.03kg$重（約$10.1N$）の力がはたらいている．この大きな大気圧のおかげで，私たちは人間としての体形を維持できているのである．

2 トリチェリの実験（大気圧の実験）

初めて大気圧を実際に測定したのが，15世紀の科学者**エヴァンジェリスタ・トリチェリ**（イタリア）である．トリチェリは水銀で満たした長いガラス管を立てて，その水銀柱の高さを測定することによって大気圧の変化を測定し，平均して約$760mm$となることを発見した（図②）．これは，地表面での大気圧と水銀（元素記号Hg）柱の高さが$760mm$のときの水銀柱にはたらく重力による圧力とがつり合っていることを意味する．そこで，大気圧の大きさを**1気圧＝760mmHg**と定義したのである．また，$760mm＝76cm$であるので，1気圧＝76cmHgと記すこともある．トリチェリからきた〔Torr〕という単位もあり，**1Torr＝1mmHg**である．〔Torr〕はトルといい，生体内の圧力の単位で用いられている．

日常生活で，低気圧が近づくと天気が悪くなり雨模様となり，高気圧が近づくと天気がよくなり晴れてくるなどという話は天気予報で聞いたことがあるだろう．このことは，低気圧が近づくと大気圧が小さくなるので水銀柱の高さが下がり，高気圧が近づくと大気圧が大きくなるので水銀柱の高さが高くなることからわかる．それゆえ，過去の天気図では気圧の単位として〔mmHg〕が使われていたのである．現在の天気図では，気圧の単位として〔Pa〕が用いられている．

3 気圧の単位

大気圧の単位を**1気圧＝760mmHg**であると定義した．また，**1気圧＝1atm**であり，このatmは英語のatmosphere（大気）から引用されている．気圧の単位は物理学の歴史的な経験からさまざまな単位が存在する．それゆえ，医療現場では気圧の単位を含め，圧力の単位全般になじんでおくことが必要であろう．

大気圧は空気に対する重力による圧力であるから，SI単位系での圧力の単位〔Pa〕とも関係がある．それでは，1気圧は何Paと単位変換ができるであろうか．それを示すために，大気圧と水銀柱の重さによる圧力のつり合いを考え，1気圧に等しい$760mm$の水銀柱による$1cm^2$あたりの底

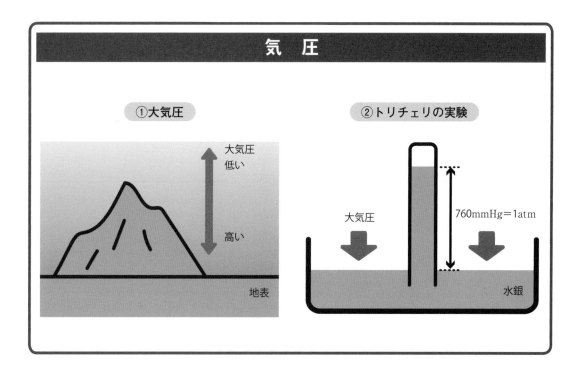

面の圧力を求めて〔Pa〕へと単位変換をしていこう．水銀の密度は13.6g/cm^{3}であるから，1気圧＝13.6g重/cm^3×76cm＝1.0336kg重/cm^2≒1.013×10^{5}Paとなる．最後の値はさらに1,013hPaと置くことができる．〔hPa〕はヘクトパスカルといわれて，今日では天気予報などの大気圧（高気圧，低気圧）の単位として用いられている．

コ ラ ム　高山病と天気頭痛

　高山病は，一般的に標高2,000m以上の登山で起こるといわれている．症状としては，頭痛や吐き気，運動失調や思考力の低下などがある．この症状の原因は，高地では気圧の低下に伴い，大気中の酸素分圧も低下するため，その低下に体の代償機転（生命維持のために心臓が血液を送り出そうとする調節機能）が間に合わないためだと考えられている．それゆえ，体を慣らしながらゆっくりと高度を上げていけば高山病を予防することが可能である．

　天気頭痛は，大気圧の低下による自律神経の乱れに伴うさまざまな体調不良のひとつといわれている．低気圧が近づく（天気が悪くなる）と，地表面の大気圧が低下し，体を押さえつけている圧力が低下する．その低下により体が膨張するため（実感はないが），血管が拡張する．それゆえ，血圧低下が生じるのである．このような体の膨張が血流の低下や神経の圧迫を引き起こし，自律神経の働きを乱して頭痛につながるそうだ．

（安本誠一）

LECTURE 5-1 # 仕事とエネルギー

POINT

仕事とは物体に力を加えて動かすことであり，エネルギーとは仕事をするために必要な，仕事に換算できる量のことである．

---

1 仕事 (図①)

物体に力を加えて移動させたとき，「力は**仕事**をした」という．力の大きさをF〔N〕，物体を移動させた距離をx〔m〕とすると，この力のした仕事Wは，

$$W = Fx \tag{1}$$

と表される．仕事の単位は**ジュール**〔J〕である．

力の向きと物体の移動方向が異なる場合は，力の運動方向の成分のみが仕事をし，力の向きと物体が移動する向きが逆向きの場合，力のした仕事はマイナス (負) になる．また，どんなに大きな力を加えても物体の移動がゼロであれば，力のした仕事もゼロである．

2 エネルギー (図②)

エネルギーとは仕事をする能力のことであり，物体はエネルギーがないと仕事をすることができない．

物体は外部から仕事をされることによってエネルギーを蓄えることができ，蓄えたエネルギーの分だけ外部に対して仕事をすることができる[1]．つまり，物体がエネルギーを得るには，外部から仕事をされる (動かしてもらう) 必要がある．また，エネルギーをもつ物体は，外部に仕事をしたらその仕事の分だけエネルギーが減少する．

このように，エネルギーと仕事は交換可能であり等価なものとして考えられるため，エネルギーの単位も仕事と同じ**ジュール**〔J〕を用いる．

エネルギーにはさまざまな形態がある．私たちの生活に欠かすことのできない電気エネルギーは，電灯を光らせることで光エネルギーに変わり，スピーカーを振動させることで音のエネルギーに変わる．ものを燃焼させることで発生する熱もエネルギーの一種である．これらのエネルギーはすべて互いに変換することができ，仕事することに使われる．

[1] 実際には，エネルギーの一部は熱や音などとして外部に逃げていくため，エネルギーを100%仕事に費やすことはできない．

3 仕事率 (出力・パワー)

同じ量の仕事をするのに，どれほどの時間がかかったかという「仕事の速さ」を考える場合は仕事率を用いる．**仕事率**とは単位時間あたりになされた仕事量であり，単位は**ワット**〔W〕である．W〔J〕の仕事がt〔s〕かけて行われたとき，仕事率P〔W〕は

$$P = \frac{W}{t} \tag{2}$$

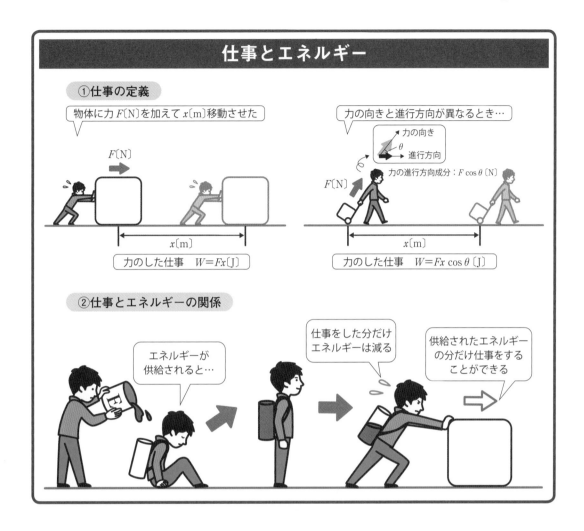

仕事とエネルギー

①仕事の定義

物体に力 F〔N〕を加えて x〔m〕移動させた

F〔N〕

x〔m〕

力のした仕事　$W = Fx$〔J〕

力の向きと進行方向が異なるとき…

力の向き
θ
進行方向

力の進行方向成分：$F\cos\theta$〔N〕

F〔N〕

x〔m〕

力のした仕事　$W = Fx\cos\theta$〔J〕

②仕事とエネルギーの関係

エネルギーが
供給されると…

仕事をした分だけ
エネルギーは減る

供給されたエネルギー
の分だけ仕事をする
ことができる

と表される[2].

　仕事率のことを**出力**，または**パワー**ともいう．クレーン車が鋼材をある高さまで持ち上げるとき，10秒かかる場合と5秒かかる場合では，後者のほうが出力が大きい，あるいはパワーがある，という．

　仕事率×時間が仕事となるが，仕事率の単位をワットではなくキロワット〔kW〕，時間の単位を秒ではなく時間〔h〕を用い，仕事の単位として**キロワット時**〔kWh〕を用いることがある．このような単位で表す仕事のことを**電力量**とよび，電気エネルギーによって行われた仕事の総量（電気エネルギーの総消費量）を算出する際に用いられる．

[2]　仕事を表す記号である W と単位のWを混同しないように気を付けよう．

（吉村玲子）

力学的エネルギー

LECTURE
5-2

POINT

運動エネルギーと位置エネルギーの和のことを力学的エネルギーといい, 外部から力が加わらない限り一定である.

---

1 運動エネルギー (図①)

物体が動いているとき (ある速度で移動しているとき), その物体がもつエネルギーを**運動エネルギー**という.

動いている物体は, 別の物体に衝突することによって, 衝突された相手の位置を移動させることができる. つまり, 動いている物体は相手の物体に対して仕事をすることができる.

動いている物体がもつ運動エネルギーK [J] は, 物体の質量をm [kg], 物体の速度をv [m/s] とすると,

$$K = \frac{1}{2}mv^2 \tag{1}$$

と表される. 運動エネルギーはエネルギーの基本形である. なお, 運動エネルギーと似た形で**運動量**とよばれるものがある. 運動量は質量×速度 [mv] で表され, 動いている物体の勢いや運動の激しさを表すベクトル量である.

2 位置エネルギー

物体が動いていなくても, ある位置にあることでエネルギーをもつことがある. これを**位置エネルギー**という.

①重力による位置エネルギー (図②)

高いところで物体を放すと, 物体は重力によって落下を始める. つまり, 動き始め, 運動エネルギーをもつことになる. このように, 高いところにある物体はエネルギーをもっている状態にある. このときのエネルギーを**重力による位置エネルギー**という.

物体の質量をm [kg], 物体の基準の位置からの高さをh [m], 重力加速度の大きさをg [m/s^2] とすると, この物体がもつ重力による位置エネルギーU_1 [J] は

$$U_1 = mgh \tag{2}$$

と表される.

②弾性力による位置エネルギー (図③)

ばねの一端におもりを取り付け, おもりを押してばねを縮め (またはおもりを引っ張ってばねを伸ばし) てから静かに放すと, おもりは動き出す. つまり, 運動エネルギーをもつことになる. このように, 伸びた, あるいは縮んだばねに取り付けられたおもりは, エネルギーをもっている状態にある. このときのエネルギーを, **弾性力による位置エネルギー**という[※1].

ばねのばね定数をk [N/m], ばねの自然長からの伸びまたは縮みの長さをx [m] とすると, ばねに取り付けられたおもりがもつ弾性力による位置エネルギーU_2 [J] は

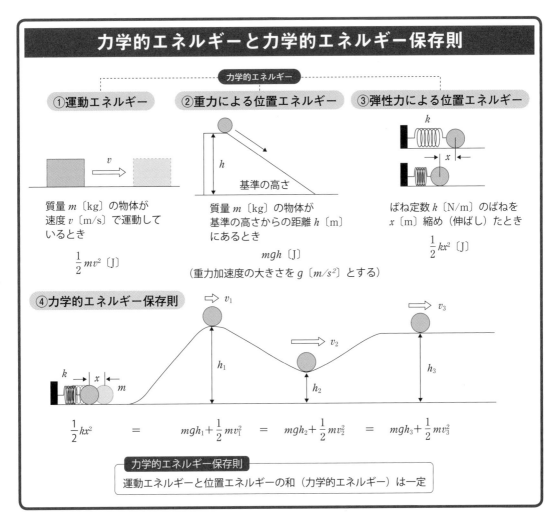

$$U_2 = \frac{1}{2}kx^2 \tag{3}$$

と表される.

※1　縮んだ（または伸びた）状態にあるばね自身がエネルギーを蓄えていると考えることもできる．この場合は「ばねの弾性エネルギー」という言い方をする.

3 ┃ 力学的エネルギー保存則（図④）

　ある物体がもつ運動エネルギーと位置エネルギーの和を**力学的エネルギー**という．重力やばねの弾性力などの保存力[2]以外の力がはたらかないとき，この物体の力学的エネルギーはつねに一定となる（保存される）．つまり，物体がどの位置にいてどのような速度であっても，運動エネルギーと位置エネルギーの和は同じ値となる．これを**力学的エネルギー保存則**という.

※2　物体にはたらく力が位置の関数になっており，その力による仕事が経路によらないとき，その力を保存力という.

（吉村玲子）

熱エネルギー

POINT

物質を構成する粒子はつねにランダムな運動をしており（熱運動），この運動エネルギーの統計的な平均が熱エネルギーである．

1 熱運動（図①）

物質は非常に多くの粒子（原子や分子）からできており，その構成粒子は物質内でつねに小さく振動している．物質が液体や気体の場合，その構成粒子は気体や液体の中を動き回っている．このような，物質の構成粒子のランダムな動きを**熱運動**といい，温度が高いほど熱運動は激しくなる．熱運動が激しくなると，物質を構成する粒子の粒子間隔が広がり，物質の体積は大きくなる．これを**熱膨張**という．

2 温度

物質を構成する粒子の熱運動の激しさの度合いを表したものが温度である．私たち人間の生活の基盤である水を基準として，水の凝固点（氷になる温度）を0℃，水の沸点（沸騰する温度）を100℃とし，その間を100等分して表記したものを**摂氏温度**[※1]という．

物質を構成する粒子の熱運動が小さくなればなるほど温度は低くなり，この熱運動が最も小さくなった状態（ほぼ停止した状態）の物体の温度を絶対零度という．絶対零度を起点に摂氏温度と同じ刻みで温度を表記した**絶対温度**（単位：**ケルビン〔K〕**）という．

※1　現在は「絶対温度から273.15 Kを差し引いたもの」として定義されている．

3 熱エネルギー

温度の高い物体と温度の低い物体を接触させると，低温物体の温度は上がり，高温物体の温度は下がり，やがて両物体が同じ温度になる．この状態を**熱平衡**という．このとき，高温物体から低温物体に移動したものが**熱エネルギー**である．

熱エネルギーの正体は**物質を構成する粒子の熱運動による平均的な運動エネルギー**であり，熱エネルギーの量を**熱量**という．また，物体間を移動するものとしてではなく，物質そのものがもつエネルギーについては，熱エネルギーではなく**内部エネルギー**とよぶ．この内部エネルギーは物質の絶対温度に比例する．

エネルギーの単位はジュール〔J〕だが，熱エネルギーに関しては**カロリー〔cal〕**を用いることもある．カロリーは水を基準にしたエネルギーの表し方で，1.0 gの水の温度を1.0 K上昇させるのに必要な熱エネルギーの量（熱量）を1.0 calとする．また，1.0 calは4.2 Jである．

4 物質の三態と潜熱（図①）

物質は温度や圧力によって，固体・液体・気体の3つの状態をとる．氷を加熱していくと溶けて水になり，さらに加熱すると水蒸気になる．このように，固体から液体になり，液体から気体にな

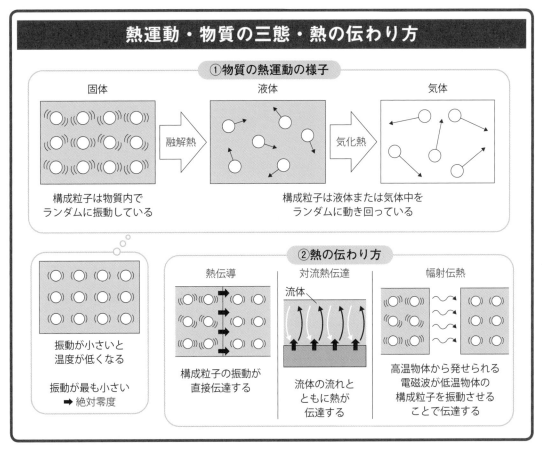

るには，外部から熱エネルギーを吸収する必要がある．

　固体から液体に変化する際に必要な熱エネルギーを**融解熱**，液体から気体に変化する際に必要な熱エネルギーを**気化熱**という．これらの熱エネルギーは，物質の温度を変化させないため，**潜熱**という．一方，物質の温度を変化させる熱エネルギーを**顕熱**という．

5 熱の伝わり方 (図②)

　熱の伝わり方には3つの方法がある．高温物体から低温物体に熱エネルギーが移動するとき，物体を接触させることで，高温物体を構成する粒子の熱振動が低温物体の構成粒子に直接伝わる熱の伝わり方を**熱伝導**という．

　熱とともに移動する流体による熱の伝わり方を**対流熱伝達**という．火にかけた鍋の中の水が徐々に温まっていくとき，まず鍋底の水が温められて上昇し，上部にあった低温の水が下降し，この過程を繰り返す．このような熱の伝わり方が対流熱伝達である．

　高温物体から発する電磁波が他の物質の構成粒子の振動を励起する熱の伝わり方を**輻射伝熱**という．熱振動している粒子は電磁波を発する．熱せられた鉄に手をかざすと熱さを感じるが，このとき鉄の構成粒子は激しく熱振動して電磁波を発しており，この電磁波がかざした手に照射されることで構成粒子の振動を励起し，熱く感じるのである．

(吉村玲子)

LECTURE 5-4 電気エネルギー

POINT
電気エネルギーは他のエネルギーへの変換が容易である．熱機関を用いて熱を仕事に変え，発電することで電気エネルギーを得る．

---

1 電気エネルギー (図①)

電荷には正負の二種類がある．相対的に正の電荷が多い領域は「電位が高い」といい，相対的に負の電荷が多い領域は「電位が低い」という．この電位の差を**電位差** (または**電圧**) といい，単位は**ボルト**〔V〕を用いる．

電位差のあるところには，電位の高いほうから電位の低いほうに向かって**電場**が生じており，正電荷は電場の向き，負電荷は電場と逆向きに力を受ける．この力を**静電気力**といい，静電気力に逆らって電荷を移動させる (仕事をする) と，電荷には**電場による位置エネルギー**が蓄えられる．これが電気エネルギーの源である．

2 電流と消費電力 (図②)

電気回路では，電源が電位差をつくり出し，電位差によって生じる電場から力を受けて電荷が定常的に移動する．この電荷の定常的な流れを電流という．このとき電場による位置エネルギーが電荷の運動エネルギーに変化している．

電流は主に金属内を**自由電子**が移動することで生じる (電子は負の電荷をもつが，電流は正電荷の流れを表すので，電流の向きと電子の移動の向きは逆向きとなる)．金属線内を電流が流れると，自由電子は金属の構成粒子に衝突してエネルギーを失い，衝突された粒子の熱運動は大きくなり，発熱する．この発熱を**ジュール熱**という．電流の大きさをI〔A〕，金属線の両端の電位差をV〔V〕，電流の流れた時間をt〔s〕とすると，ジュール熱の大きさQ〔J〕は，

$$Q = IVt \tag{1}$$

と表される．

また，単位時間あたりの発熱量を消費電力P〔W〕といい，

$$P = IV \tag{2}$$

と表される．

電流による作用は発熱だけではなく，電球を光らせたり，スピーカーから音楽を流したり，電車を走らせたりと，さまざまな作用 (仕事) がある．これらの作用によって消費された，単位時間あたりの電気エネルギーも消費電力といい，式(2)で表されるが，この場合のトータルの消費エネルギーを表す際には，式(1)ではなく，〔kWh〕を単位とする電力量[1]を用いることがある．

※1　「LECTUREの5-1 3 仕事率 (出力・パワー)」参照のこと．

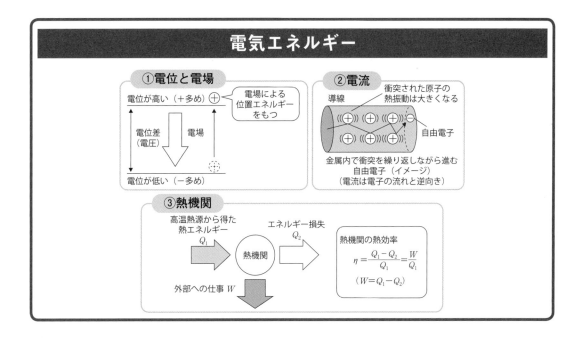

3 熱機関と発電（図③）

　熱エネルギーを力学的な仕事に変換する装置を**熱機関**という．熱機関は高温の熱源から熱エネルギーを得て，力学的な仕事をする．このとき，熱源から得た熱エネルギーを100%仕事に変換することはなく，得た熱エネルギーの一部が力学的な仕事に変わり，残りは発熱など目的外のエネルギーとして消費される．この目的外のエネルギー消費を**損失**という．熱源から得た熱エネルギーをQ_1〔J〕，エネルギー損失をQ_2〔J〕とすると，この熱機関がした仕事W〔J〕は，

$$W = Q_1 - Q_2 \tag{3}$$

であり，

$$\eta = \frac{Q_1 - Q_2}{Q_1} = \frac{W}{Q_1} \tag{4}$$

を熱機関の**熱効率**という．

　2 で述べたように，電流が流れることによる作用は多様であり，また電気エネルギーは他のエネルギーに変換することが容易であるため，さまざまな燃料を利用して熱機関を作動させることで大規模に発電し，私たちの生活に役立てている．発電所では，化石燃料や天然ガスなどの燃焼や，核分裂反応による発熱によって水を水蒸気に変化させ，この水蒸気の圧力で熱機関であるタービンを回転させ，電磁誘導によって発電している．

4 光エネルギー

　光は電場と磁場が直交して振動しながら伝播する電磁波の一種であり，振動数に比例するエネルギー（光エネルギー）をもつ．光は物質に照射すると，物質内の粒子を振動させたり，物質内の電子の状態を変化させたり，物質外に電子を放出させたりする．この性質を利用して，太陽光のエネルギーを電気エネルギーに変換するのが太陽光発電である．　　　　　　　　　　　　　　（吉村玲子）

電気と電力

POINT

電気の正体は電子であり，電子が動くことによって力を発生したり，発熱したりする．電気は日常生活に欠かせないものである．

1 電 気

電気は見えないので，イメージしにくいかもしれないが，水に例えるとわかりやすくなる．**図①**は，自然界での水の動きを示したものである．まず海に太陽の光が当たると，水が蒸発して空に昇っていく．そして水蒸気が多くなると雲になる．雲の水蒸気量が多くなると雨となって降ってくる．その雨は，たとえば山に降って，川となって流れて，ダムに蓄えられる．ダムに溜まった水は導水管を通って発電所に送られ，電気をつくる．これは水が行った仕事である．水は発電所から川を通って海に流れ込む．このように水は循環している．

水と電気を対応させると次のようになる．水は高いところから低いところに流れる．この流す力の源となるのが水の圧力すなわち水圧である．電気の場合も同じように高いところ，すなわち**電圧**の高いところから低いところに移動する．電圧の高いところに電気を移動させる役割を担っているのが，電池である．高いところに登った電気は，電圧の低いところに流れていく．

これを電気で表したものが**図②**になる．電池ではプラス電極とマイナス電極があり，プラス電極はマイナス電極に比べて電圧が高い．この差のことを**電位差**とよぶが，一般的によばれる電圧とほぼ同じ意味である．水の流れ（すなわち水流）に対応するものが**電流**である．電流は水流と同じように高いところから低いところに向かって流れる．すなわち電池のプラス電極から出て，電線を通ってマイナス電極に戻る．水流の場合は，水の粒子が流れているが，電流の場合は，**電子**である．ここで注意しなければならないのは，電流の流れと電子の流れが逆である点である．電子は負の電気量をもっているので，このようになる．

2 電 力

電気のもっているパワーについて考える．ここでも水に例え，滝の下に立って滝から流れ落ちる水に当たる滝修行を想像してほしい．滝の高さが高ければ人に当たる勢いは強くなり，水量が多く

コラム 家のテレビはなぜすぐつくのか？

導線中の電子の平均速度は，電流が流れているときは1mm/sより遅い．しかし，家のテレビの電源をオンにすると，遠くの発電所から電気が送られてくるのに，すぐに動作するのはなぜだろう？これは，導線の中に多くの電子が詰まっていて，発電所で電子を押す力が発生し，その力でテレビに電子が押し出されると考えればよい．この押す力の伝わる速さは，約30万km/s程度である．生体内での電気の伝わり方は，金属の場合と異なり，イオンの動きによる場合が多い．骨格筋の筋線維の活動電位が伝搬する速度は，4.7m/s程度である．

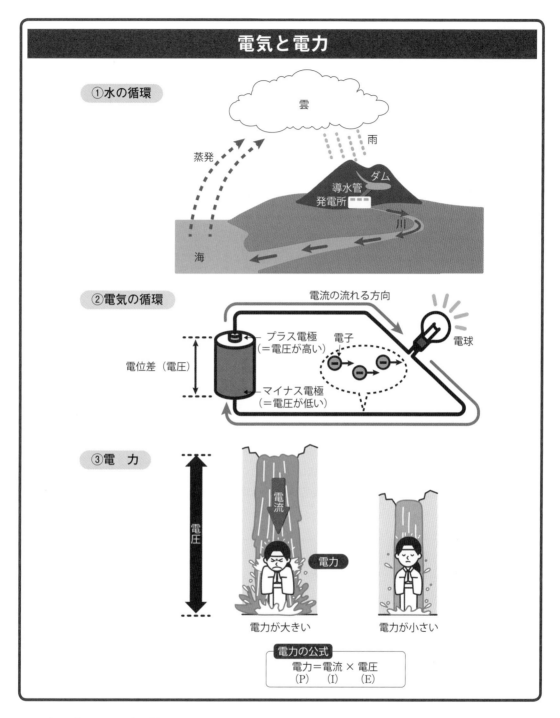

電気と電力

①水の循環

雲

雨

蒸発

ダム

導水管

発電所

川

海

②電気の循環

電流の流れる方向

プラス電極
（＝電圧が高い）

電子

電球

電位差（電圧）

マイナス電極
（＝電圧が低い）

③電　力

電流

電力

電圧

電力が大きい

電力が小さい

電力の公式
電力＝電流 × 電圧
（P）　 （I）　 （E）

ても勢いが強くなる（**図③**）.

　これを電気に置き換えると，滝の高さは電圧に，水の量は電流に，水の勢いがパワーに対応する．電気のパワーは**電力**とよばれ，単位は**ワット〔W〕**であり，次の式で求めることができる．

電力 (P) ＝電流 (I) ×電圧 (E)

（吉田正樹）

オームの法則

LECTURE 6-2

POINT

電気を流す力 (電圧)，電気の流れ (電流)，電気の流れにくさ (抵抗) の3つの関係は，電気回路を理解するための基本である．

1 抵 抗

抵抗とは流れにくさの尺度である．ここでも水に例えて，川が流れている様子を考える．**図①**で右の川は幅が広く，下流でさらに広くなっている．一方，左の川は幅が狭く途中で曲がりくねり，川の中に岩もある．水の流れにくさを考えると左の川のほうが流れにくい．電気の場合でも同じで，電気が流れる材料によって電気の流れにくさが変わる．この電気の流れにくさを**電気抵抗**とよぶが，誤解が生じない場合は電気を省略して単に抵抗とよぶ．抵抗はRで表し，単位は**オーム**〔Ω〕である．

2 抵抗率

抵抗は，導体の長さLに比例し，断面積Sに反比例する．この関係を式で表すと以下になる．

$$抵抗 (R) = \rho \frac{導体の長さ (L)}{断面積 (S)} \tag{1}$$

比例係数ρは材質だけで決まり，**抵抗率**とよばれる．抵抗率の単位は，**オームメートル**〔Ωm〕である．銅の抵抗率は$1.72 \times 10^{-8}\,\Omega$mであるが，人体では約$0.15\,\Omega$mである．動物の骨格筋は，筋線維の束である．骨格筋の抵抗率は方向によって違い，筋線維と直角方向では筋線維方向の2倍程度である．すなわち，筋線維方向に電流が流れやすい構造となっている．

3 オームの法則

オームの法則は，「電気回路の2点間に発生する電位差 (電圧) は，そこを流れる電流に比例する」というもので，1826年にドイツの物理学者ゲオルク・オームによって公表された (**図②**)．
電流をI，電位差 (電圧) をEとすると，

$$電圧 (E) = 抵抗 (R) \times 電流 (I) \tag{2}$$

となる．比例係数 R は導体 (電気を流すもの) の材質，形状，温度などによって定まり，**抵抗**に対応する．
この関係を書き換えると，

$$電流 (I) = \frac{1}{抵抗 (R)} \times 電圧 (E) \tag{3}$$

となる．すなわち流れる電流は電位差 (電圧) に比例することを示している．このときの比例係数 $1/R$ を，**電気伝導度**あるいは**コンダクタンス**とよび，Gで表す．コンダクタンスの単位はジーメンス〔S〕である．

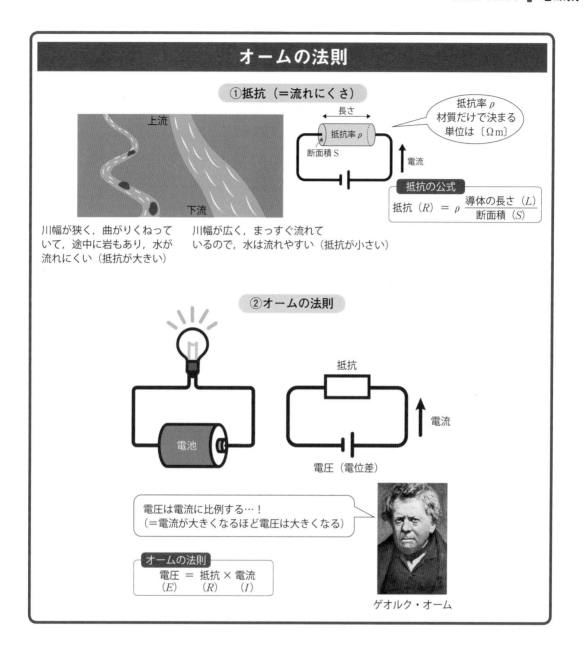

オームの法則

①抵抗（＝流れにくさ）

上流

下流

長さ

抵抗率 ρ

断面積 S

電流

抵抗率 ρ
材質だけで決まる
単位は〔Ωm〕

抵抗の公式

抵抗 $(R) = \rho \dfrac{\text{導体の長さ }(L)}{\text{断面積 }(S)}$

川幅が狭く，曲がりくねって
いて，途中に岩もあり，水が
流れにくい（抵抗が大きい）

川幅が広く，まっすぐ流れて
いるので，水は流れやすい（抵抗が小さい）

②オームの法則

電池

抵抗

電流

電圧（電位差）

電圧は電流に比例する…！
（＝電流が大きくなるほど電圧は大きくなる）

オームの法則

$\begin{array}{ccc}\text{電圧} & = & \text{抵抗} \times \text{電流}\\ (E) & & (R) \quad (I)\end{array}$

ゲオルク・オーム

さらに，式を書き換えると，

$$抵抗 (R) = \frac{電圧 (E)}{電流 (I)} \tag{4}$$

となる．これは，抵抗が電圧 (E) と電流 (I) の比で求められることを示している．

（吉田正樹）

LECTURE 6-3 磁 場

POINT

磁場とは磁気の影響が及ぼされる場所を示し，その影響によって多くの作用が発生する．磁場の概念を理解することは重要である．

1 場の力と接触力

物理学の世界で扱う力には，直接触れているものから受ける力（**接触力**）と，直接触れていないものから受ける力（**場の力**）の2種類の力がある．接触力には，摩擦力や張力がある．場の力には，地球から受ける力（**重力**），電気から受ける力（電気力），磁気から受ける力（**磁気力**）がある．

2 磁場と磁力線

磁気力は見えないが，磁石による力で体験できる．磁石のS極は他の磁石のN極を引きつけ，他の磁石のS極を反発する．磁石のどちらの極も磁石では鉄を引きつける．この鉄が磁石と接触すると，この鉄は他の鉄を引きつける．このように，磁気力がはたらいている場所を**磁場**とよぶ．磁場の単位は**テスラ〔T〕**である．

磁場で磁気力がどのようにはたらいているかを可視化したものが，イギリスのマイケル・ファラデーの考案した**磁力線**である．磁力線は，磁石の外部ではN極からS極に向かう（**図①**）．磁力線上の矢印が磁場の方向であり，線の密度が磁場の強さを表す．電流も磁場を形成する（**図②**）．長い筒に巻いたコイル状の電線がつくる磁場は，棒磁石による磁場に似ている．直線電線に電流が流れている場合は，電線を中心とする同心円状の磁場ができるので，磁力線は同心円状に描かれる．

3 生体から発生する磁場

生体の細胞で分極が起こると，カルシウムイオンやナトリウムイオンが移動する．イオンは電荷をもっているので，電流が発生しているとみなせる．また，神経を活動電位が伝搬する場合も電流とみなせる．電流が発生するとそこには磁場が発生する．その強さは，神経の表面で10^{-10}T程度で，皮膚表面では10^{-11}T程度である．

1つの細胞で発生する磁場は，非常に弱いので計測は困難である．しかし，脳や心臓では非常に多くの細胞が活動しているので，計測可能なレベルになる．脳からの磁場を計測したものを**脳磁図**，心臓からの磁場を計測したものを**心磁図**とよぶ（**図③**）．計測可能レベルといっても弱いものなので，地磁気（10^{-4}T程度）などを遮断する環境が必要である．

生体磁気信号を計測するためには，地磁気の遮断，微弱磁気信号の計測機器などが必要で，非常に大がかりな装置が必要である．しかし，計測が容易な生体電気信号（脳波，心電図，筋電図など）に比べて，多くの詳細な情報が得られる．たとえば，心電図では心臓の機能異常の有無の判断はできるが，心磁図では，心臓の各部分における電気活動が二次元マップで画像化でき，心臓の電気の伝導障害が，心臓の中のどの部位で起こっているのか，その障害がどの程度であるかを推定できる．

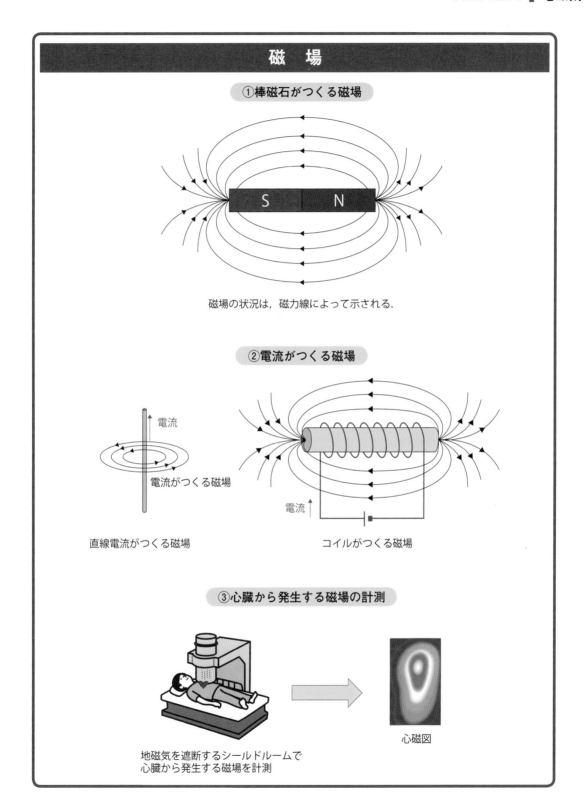

磁　場

①棒磁石がつくる磁場

磁場の状況は，磁力線によって示される.

②電流がつくる磁場

電流

電流がつくる磁場

直線電流がつくる磁場

電流

コイルがつくる磁場

③心臓から発生する磁場の計測

地磁気を遮断するシールドルームで
心臓から発生する磁場を計測

心磁図

（吉田正樹）

CHAPTER 6 電磁気

電磁力

POINT

電気と磁気は互いに影響し合っている．この影響を利用して多くの機器が開発されているので，この関係を理解することは非常に重要である．

1 電磁誘導とは

1820年，ハンス・クリスチャン・エルステッドは，電線に流れる電流をスイッチでオン−オフすると，近くにある方位磁石が揺れることを発見した（図①）．これは，電気と磁気が関連する現象であることを示している．

1831年にマイケル・ファラデーは，この電気と磁気の関連を実験で示した．実験では，中空の筒に電線を巻いた**コイル**の中に棒磁石を入れたり出したりすると，コイルに電流が発生すること，磁石を動かさずにコイルを動かしても，電流が発生することを発見した．また，逆に磁場の中に置いたコイルに電流を流すと，コイルを動かす力が発生することも発見した．この現象を**電磁誘導**という．磁界を変化させると電流を流すことができ，電流を流すと磁界が発生し磁石に力を及ぼす現象である．

2 フレミングの左手の法則とフレミングの右手の法則（図②）

磁場の中にあるコイルを動かしたときに流れる電流の向きや，コイルに電流を流したときに発生する力の向きを覚えるために，**フレミングの左手の法則**と**フレミングの右手の法則**がある．

フレミングの左手の法則は，磁場の中にある電線が受ける力の方向を示すものである．これは，電気を力に変換できることを意味し，**モーター**として活用される．フレミングの右手の法則は，磁場の中で電線を移動させる際に発生する電流の方向を示すものである．これは，電線を移動させる力を電気に変換できることを意味し，**発電機**として活用される．

3 電磁誘導の利用

IH調理器のIHは，「Induction Heating」の略であり，日本語に訳すと「誘導加熱」となる．IH調理器の中には，細い銅線を編んでつくられた渦巻状のコイルが入っている．ここに高周波の交流電流を流すと，電磁誘導によってコイルの周辺に磁界が発生する．磁界が金属でできた鍋の底を通過するときに，鍋の内部に無数の渦電流が発生する．渦電流が流れると，鍋底の金属の電気抵抗によって熱が発生し，鍋の中身が温まり，調理ができる．

電磁誘導の原理を利用した**電磁血流計**がある．血管の中を流れる血液には，電荷をもった**イオン**が含まれる．血管の中を流れるイオンを含んだ血液の流れは，導線の動きとみなすことができる．血管の外からコイルで磁界をつくると，フレミングの右手の法則に従って，電流を流そうとする起電力が発生する．この起電力を計測することによって，血流を計測する．この方法では，血管の中にセンサを入れる必要がなく，血管の外から測ることができる．

電磁力

①エルステッドの実験

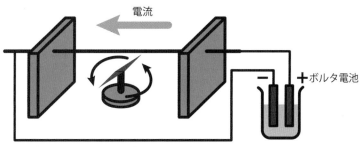

電流

ボルタ電池

電線に電流を流すと，方位磁石の針が揺れる

②フレミングの左手の法則とフレミングの右手の法則

磁場内で電流を流すと導体は力を受ける

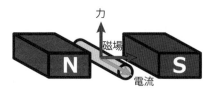

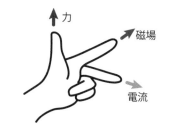

フレミングの左手の法則

手の親指，人さし指，中指を互いに直角になるようにする．人さし指の方向を磁場の方向，中指の方向に電流を流すと，電流が流れている導線は，親指の方向に力を受ける．

磁場内で導体を動かすと電流が流れる

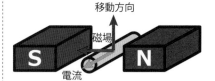

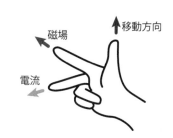

フレミングの右手の法則

手の親指，人さし指，中指を互いに直角になるようにする．人さし指の方向を磁場の方向，導線を親指の方向に移動させると，中指の方向に電流を流れる．

(吉田正樹)

波動の基本的な性質

POINT

波動は空間をずれや振動が伝わる現象である．波動を表現する基本的な量には，周期，周波数，振幅，波長がある．

1 波動・振動とは

波動とは，空間（固体・液体・気体および真空）を，平衡状態からのずれ（**変位**）が伝わっていく現象である．連続的なずれの変化は振動となる．その意味で，波動と振動はほぼ同じ現象を示す言葉として使われる．波動が伝わる空間のことを**媒質**という．水面の波（表面波）も地震の震動も，そして，音や電磁波・光もこの仲間である．

波動では，媒質の分子自体が（高速で）移動していくわけではない．分子はその場で振動しているだけで，ずれ・変位だけが伝わっていくのである．波動は媒質がないと伝わることはない．一般的には固体・液体・気体が媒質となり，たとえば宇宙空間の真空中では音は伝わらない．真空を伝わる電磁波・光は例外的な波動である．

2 周期と周波数・振幅

周期とは，1回振動するのにかかる時間である．グラフでは，振動しはじめのタイミングから最も＋に変位する山の頂上，最も−に変位する谷底を経て，元のタイミングに戻るまでの時間である．頂上から頂上，あるいは，谷底から谷底でも同じ時間の周期となる．このとき，平衡の位置から山の頂上までの変位量を**振幅**という．単位は，変位するものによって異なる．

一方，1秒間に振動する回数を**周波数**といい，単位ヘルツ〔Hz〕で表す．周期と周波数は逆数の関係となり，

周波数＝1/周期　　　あるいは，　　　周期＝1/周波数

である．たとえば1秒間に10回振動するのであれば，周波数は10Hz，周期は1/10＝0.1秒である（図①）．

3 波長と周波数

波動が空間に広がっているとき，振動1回分の波の長さを**波長**という．正確には，波が1回振動する間に進む距離のことである．周期の場合と同じく，波の山頂から山頂まで，谷底から谷底までと，同じタイミングとなる箇所同士の長さが波長である．

速さと時間と距離の間には，

距離＝速さ×時間

という関係があるので，これに，波長と周期，そして波の速さをあてはめると，

波長＝波の速さ×周期

となる．周期＝1/周波数であるので，これを代入すると，

波長＝波の速さ×（1/周波数）

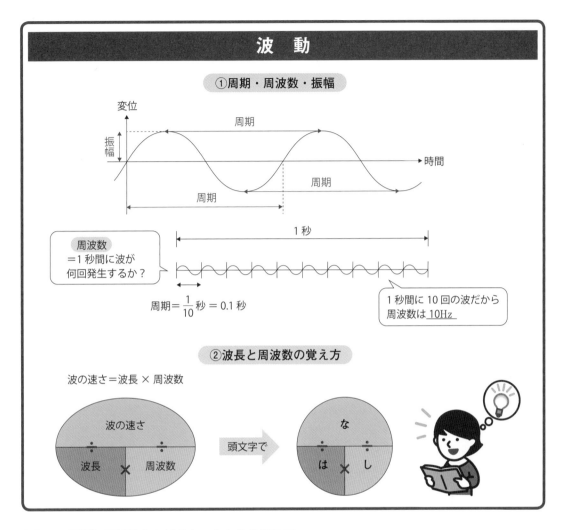

となり，両辺に周波数をかけると，左右入れ替えて

波の速さ＝波長×周波数

となる．これが，波長と周波数の間の関係である．基本的には反比例となり，波長が長いほど周波数の低い波動となる．逆に，波長が短いほど周波数が高くなる．この関係を記憶にとどめる必要のあるときは，**図②**のようなマークにして覚えると便利である．

コラム　周波数と聴覚

　人間の聴覚で聴き取れるのは 20Hz ～ 20,000Hz（20kHz）程度までといわれているが，加齢とともに高い周波数から聴こえなくなる（老人性難聴）．17,000Hz 程度の音はモスキート音とよばれ，以前は平均的に 20 ～ 21 歳程度までは聴き取れるとされていた．しかし近年，18 歳でもすでに聴こえない人が多くなっていることが筆者の調査でわかってきた．スマホのイヤフォンで音楽や動画鑑賞，ゲーム等をしていることが影響していると推測される．

（吉田友敬）

波動の表現

LECTURE 7-2

POINT

最もシンプルな波動は正弦波である．正弦波は回転運動の射影として表現され，そのタイミングを示すのが位相である．

---

1 単振動と正弦波

　単振動とは，たとえばばねにおもりをぶら下げたときの振動である．そして，この単振動が空間を伝わっていくものを**正弦波**という．正弦波はグラフで表すと，LECTURE7-1の図もそうであるが，三角関数（sin，cosなど）のグラフになる．非常にシンプルな振動の様子がわかるであろう．この波形は，音の場合は純音とよばれる．

　正弦波は，波動のなかで最も単純なものである．いわゆる波のイメージは，この正弦波ではないであろうか．正弦波は，数学的には等速回転運動の縦（あるいは横）の成分，すなわち**射影**として表現することができる．**図①**のように，くるくる回る回転運動の射影は上下に振動する形となる．そして，1回の振動が1回転に対応するのである．

2 位相と振動のタイミング

　波動においては，1回の振動のなかのどのタイミングにあるかということを，振動を回転運動に対応させたときの角度で表現する．これを**位相**という．振動しはじめの変位が0の箇所を回転しはじめの角度0°として，最も＋の山頂のタイミングを90°，山を越えて＋－0の1に戻ったタイミングを180°，最も－の谷底のタイミングを270°，そして，元の＋－0まで戻ったタイミングを360°，あるいは，もう1回0°として考えるのである．その結果，1回の振動を位相で考えると，360°ということになり，2回の振動は位相では倍の720°というように考えることもある．

　本項では詳しく扱わないが，波動を数式で表現するときに，この位相の考え方は大変便利である．その際には，360°を2πに置き換えたラジアンという単位を用いる．

　2つの波が重なるとき，その位相が同じ場合を**同位相**（**同相**）という．また，その波形が＋－逆になる場合（すなわち位相が180°ずれている場合）を**逆位相**（**逆相**）という．同位相の場合は，波同士が強め合ってより振幅が大きくなり，逆位相の場合は＋と－が打ち消し合って振幅が小さくなる．完全に同じ波形が逆位相で重なる場合，打ち消し合って変位は0になる．

3 正弦波の重ね合わせとしての波動

　正弦波は最も単純な波動であると同時に，ほとんどすべての波動は，正弦波の**重ね合わせ**（足し合わせ）で合成することができる．逆にいうと，ほとんどすべての波形は正弦波の和に分解することができる．このように分解されたそれぞれの正弦波は，**周波数成分**とよばれる．さらに換言すれば，周波数成分の実体は正弦波なのである．

　図②の例では，左側にある波形のうち，周期の長い上の正弦波と，周期の短い下の正弦波を重ね合わせると，右側のような合成された波形になる．このようにして，ほとんどあらゆる波形が正弦

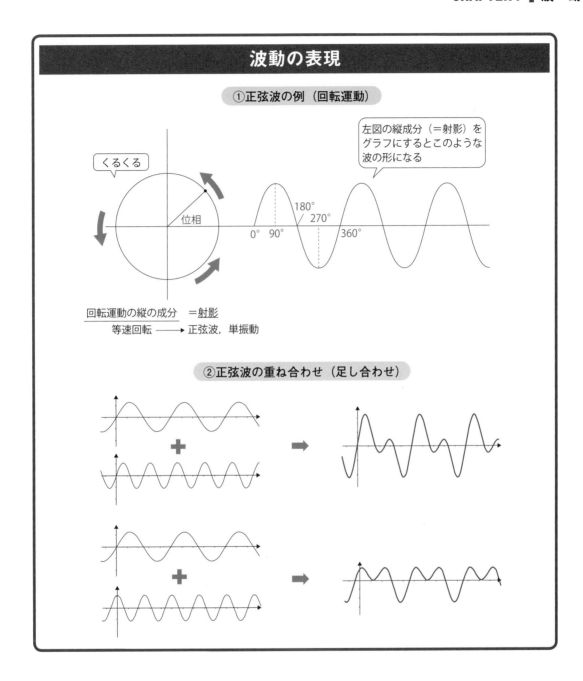

波動の表現

①正弦波の例（回転運動）

くるくる

位相

左図の縦成分（＝射影）を
グラフにするとこのような
波の形になる

0°　90°　180°　270°　360°

回転運動の縦の成分　＝射影
等速回転 ⟶ 正弦波，単振動

②正弦波の重ね合わせ（足し合わせ）

＋　⟹

＋　⟹

波の合成で表現することができるのである．

　正弦波の重ね合わせには，位相も影響する．同じ正弦波同士の重ね合わせであっても，重ねるタイミングが異なると，合成した波は異なる波形になる（**図②**下図）．

（吉田友敬）

横波・縦波・定常波

POINT

波動には横波と縦波がある．光は横波，音は縦波である．また，進行波同士が重なり合うことによって定常波が生じる．

1 進行波

　波動は平衡状態からのずれ (変位) が，空間を伝わっていく現象である．したがって，波動自体はその場にとどまっていることはなく，時とともに変位が移動していく．音や光ではその速度は非常に速いものである．このような性質から，通常の進行している波を**進行波**という．ゆっくりしたものでは，池に石を投げるとポチャッとしてから，周辺に波が広がっていくのが見られるであろう．これが進行波である．空間の場合，このように 1 か所の波源からあらゆる方向に均等に広がっていく波を**球面波**という．一方，一方向に進んでいく波は**平面波**とよばれる．

2 横　波

　波動は，進行方向に対して振動する方向によって，横波と縦波に分類される．波の進行方向に垂直 (直角) の方向に振動する波を**横波**という (**図①**)．先ほどの池の水面波は，進行方向に垂直に変動するので横波である．

　一般的に，横波が生じるためには，波の進行方向に垂直な向きの復元力が必要で，基本的には固体中を伝わる．固体は分子同士がばねでつながれているような状態なので，このばねの力で横向きの復元力が生じる．固体や液体では，押した空気などが戻ってくることはない．水面波では水面がまわりより高くなると，その分の水の重力で低くなろうとし，まわりより低くなれば，まわりの水の重力で高くなろうとするので，液体でも例外的に横波が伝わるのである．

3 縦　波

　一方，波の進行方向に振動する波もある．このような波動を**縦波**という (**図②**)．一般に波といえば横波のイメージであり，縦波を視覚的にイメージするのは容易でない．図のように，縦波では，分子同士が密集する密の部分と，相対的にスカスカになる疎の部分が伝わっていくので，別名**疎密波 (粗密波)** ともいう．音は縦波であり，通常は空気の疎と密の変動が耳に届くのである．

　ちなみに地震には，縦波と横波の両方が含まれる．被害が生じる大きな揺れはすべて横波である．震源からの方向を考えれば，用語としては混同しやすいが，縦揺れも横揺れもともに横波であり，S波とよばれる．一方，縦波はP波とよばれる初期微動のことで，大きな揺れの来る直前に生じる小さな揺れである．

4 定常波

　反対向きに進む進行波同士を重ね合わせると，その場で振動する波が生じることがある．これを**定常波 (定在波)** という (**図③**)．定常波は無条件には生じず，一定の条件のもと，特定の周波数の

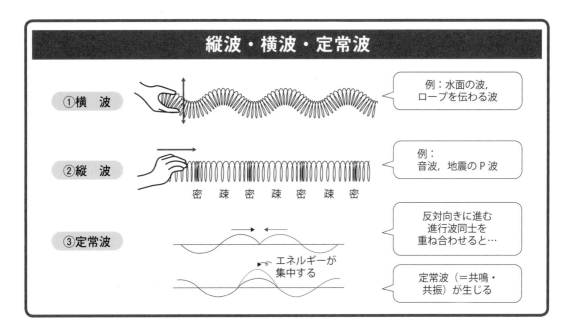

振動だけで発生する.

　定常波が発生することを**共鳴**(**共振**)という. 共鳴が生じると, その場に振動のエネルギーが蓄積される. 地震などでは揺れのエネルギーが集中して大きな被害が生じる. 音では, エネルギーを蓄えて放出することで音を強くする増幅作用がある. 楽器などがよい例である. 一方, エネルギーをためるためにまわりから音を吸収し, 十分放出されずに摩擦熱となって消えることもある. 不思議だが, 増幅の逆の吸音作用を示す(共鳴吸収とよぶ). 聴力検査をしたり, 楽器の練習をしたりする部屋の壁に多数の穴が空いていることがあるが, あの穴の空間が共鳴吸収器となっている.

コラム　光は横波

　光は真空を媒質とする波動であるが, 横波である. 光は**電磁波**の一種であり, 電場と磁場の変化が交互に伝わっていく. また, 電磁波のうち, 目に見える波長の部分が可視光とよばれる. 光の波長はきわめて短く, その長さは数百nm(ナノメートル)である. 1nmは1mの10億分の1の長さである. そのなかで波長の長いほうが赤い色となり, 波長の短いほうが青から紫色となる. その間に緑や黄色, オレンジなどの色がある.

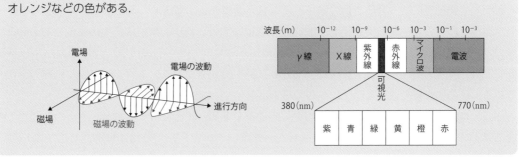

（吉田友敬）

音の性質

POINT

正弦波の音は純音とよばれる．周波数成分は音色に影響する．また，音の強さを表現する単位としてデシベル〔dB〕が用いられることが多い．

1 純 音

　音は縦波の波動である．そのなかで，最もシンプルなものが正弦波で表現される音で，**純音**とよばれる．純音は周波数成分を1つしか含まない音である．波形はもちろん正弦波のグラフとなる．

　純音は，周波数を調べるのに好都合であるため，さまざまな検査や実験で信号音として用いられる．典型的な聴力検査も**純音聴力検査**とよばれるものである．読者も1回はこの検査を受けたことがあるであろう．他にも，心電図モニターの音や電話の受話器を上げたときの音，TVやDVDの信号音など，純音が使われている場面は多い．純音は人工的な音であり，自然界にはほとんど存在しない．

2 周波数成分と音色（図①）

　一般的な音は**複合音**といって，多くの周波数成分を含んでいる．複合音は，楽器の音などの**周期音**とノイズなどの**非周期音**に分かれる．周期音は同じ波形が周期的に繰り返し，音の高さがはっきりしているのに対し，非周期音は音の高さが明確でない．

　周期音の場合，その周波数成分は**基本音**とよばれる最も低い周波数成分とその整数倍の**倍音**とよばれる周波数成分を含んでいる．一般的には，基本音で音の高さを感じ，倍音で音の音色を感じている．同じ高さの音でも，含まれる倍音の種類と量が変われば，別の音色の音になる．

　ノイズなどは連続的な周波数成分を含んでいる．ノイズの場合，一般にそれぞれの周波数成分（＝それぞれの正弦波）の位相は無秩序である．あらゆる周波数成分を均等に含む**ホワイトノイズ**や，低域の成分を多く含む**ピンクノイズ**，特定の範囲の周波数成分のみを含む**バンドノイズ**などがある．

3 音圧と音の強さ（図②）

　音を表す物理量には，**音圧**と**音の強さ**とよばれる量がある．音圧は，音の振動に伴う圧力の変化量であり，多くの場合その実効値（平均的な値）を意味する．音圧の単位は圧力の単位であるPa（パスカル）を用いる．1Paは1平方メートルの面積に1N（ニュートン，約100 g重）の力がかかる状態である．人間が聴くことのできる最小の音圧は約20μPaである．1μPaは1Paの100万分の1である．この値が後で述べる音圧レベルの基準となる．

　一方，音の強さとは，音に伴うエネルギーのことである．正確には1平方メートルの断面を1秒間に通過するエネルギーである．単位はW/m^2を用いる．W（ワット）は1秒あたりのエネルギーの単位で，電気で使うワットと同じである．音圧も音の強さもともに物理量であるが，「音の強さは音圧の二乗に比例する」という関係がある．

音の性質

①周波数成分と音色

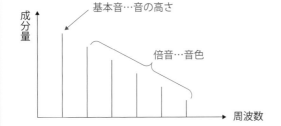

成分量

基本音…音の高さ

倍音…音色

周波数

②音圧・音の強さと dB

音圧	音の強さ	dB
	10 倍	+10dB
10 倍	100 倍	+20dB
	1,000 倍	+30dB
100 倍	10,000 倍	+40dB

（音圧 2Pa＝100dB．音圧は約－6dB で$\frac{1}{2}$に
なるので，1Pa＝約 94dB．）

③さまざまな音と dB，周波数

dB	音の例	うるささの程度
130	ジェットエンジン，ロックコンサート	肉体的な苦痛を感じる限界
120	プロペラエンジン，目の前の落雷	極めてうるさい
100	電車のガード下，クラクション	
80	地下鉄の車内，ピアノの音	聴覚障害の起きる限界
60	普通の会話，チャイム，自動車内	普通
40	静かな住宅地，深夜の市街	静か
30	深夜の住宅地，ささやき声	

周波数	音の種類
20～20,000Hz	人の可聴域
250～4,000Hz	日常会話
125～8,000Hz	聴力検査
440Hz，880Hz	時報音，音階の「ラ」
2,000～4,000Hz	鳥のさえずり
4,000～6,000Hz	鈴虫，コオロギなどの虫の音
150～150,000Hz	イルカの可聴域

なお，音が物質を伝わる速さを音速という．音速は温度が高くなると速くなるなど条件によって変化するが，音速が変化しても周波数は変わらない．

4 デシベル〔dB〕とは

デシベル〔dB〕は，音の強さを表現するためによく用いられる単位である．音圧比または音の強さの比を用いて次式で定義される．

20×log（音圧比）　　または　　10×log（音の強さの比率）

比率の基準値として音圧の20μPaを用いるものを音圧レベルとよび，dB SLと表記する．また，平均的に聴こえる周波数ごとの最小音圧を基準値とするのが聴力レベルであり，dB HLと表記される．さらに，その人（被検者）に聴こえる最小音圧を基準とする感覚レベルもあり，dB SLと表記される．

音圧レベルでは，聴こえる最も弱い音が約0dB付近である．日常会話は60dB程度，地下鉄の車内が80dB程度，電車のガード下が100dB程度である．耳が痛くなる音の限界は約130dB程度といわれているが，一部のロックコンサートなどでは130dBに達するという報告もある（図③）．聴力レベルでは，普通に聴こえる人が聴力検査を行えば，各周波数で0dB程度になる．この数字がマイナスであれば，平均よりもよく聴こえるということであり，大きくプラスであれば難聴ということである．

(吉田友敬)

てこの基本構造

POINT

てこは小さな力で大きな重量を動かしたり，小さな運動を大きな運動に増幅させたりする機構である．自助具でもてこを応用したものがみられ，リハビリテーション医療にとっては大切な考え方である．

1 てことモーメント

てこは回転運動を利用するものであり，モーメントを理解する必要がある（☞CHAPTER3）．**モーメント**は力〔N〕とモーメントアーム長〔m〕の積〔Nm〕で表すことができる（**図①**）[1]．

てこの端の移動距離は回転半径〔m〕に比例する．回転運動における角度は弧度法（ラジアン，rad）を用いると便利である（**図①**）．弧度法は円周が半径の2π倍であることから，円弧で角度を表す方法である．身体でいえば，運動する体節の回転半径に角度をかけることで軌道長を算出できる[1]．ここで，角度は補助単位であり，実際には比例定数と考える．

2 てこの基本構造（図②）

てこは小さな力で大きな重量を持ち上げる際に利用されたり，手元の小さな範囲（ゆっくり）で操作したものが先端では大きな範囲（速く）で動かせるという"運動の増幅"のメリットのもとに用いられてきた．また，回転運動の軸となる支点，操作する力を加える力点，目的とした力が発揮される作用点の位置関係から，てこは3つに分類できる．「第1のてこ」は天秤と同じで，支点を中央に力点と作用点が左右に分かれるもの，「第2のてこ」は力点と作用点が同じ側にあり，支点からの距離が作用点よりも力点で長いもの，「第3のてこ」は第2のてことは逆で，支点からの距離が力点よりも作用点で長いもの，と定義される．

3 リハビリテーション医療においててこを学ぶ理由

リハビリテーション医療の専門職は人体の構造と機能を理解して，治療に応用する必要がある．また，自助具などの道具を使って，機能低下が生じた部分の補償をする場合もある．この2つがてこを学ぶべき大きな理由といえる．

人体の関節形態は多様であるが，単純化して回転中心を想定し，そこを支点として**体節の回転運動**が生じると考えれば，てこの機構として理解することができる．基本的には，筋の骨への付着が力点となり，体節の重心（重力のかかる点）が作用点となる．したがって，関節の運動中心（支点）と筋付着部，体節の重心位置をみて，どのてこに相当するかを考えればよい．

もう一つは，てこを**道具に応用**する場合である（**図③**）．現在，私たちの生活には便利グッズがあふれている．ユニバーサルデザインとして誰もが使いやすい機能性を有した物には，てこが利用されているものも多く，医療・福祉用具としての自助具にもその知恵が活かされている．専門職としてはなぜ使いやすいのか，力，バランス，操作性（運動の増幅，速さを含む）の観点から説明できるようにしたい．

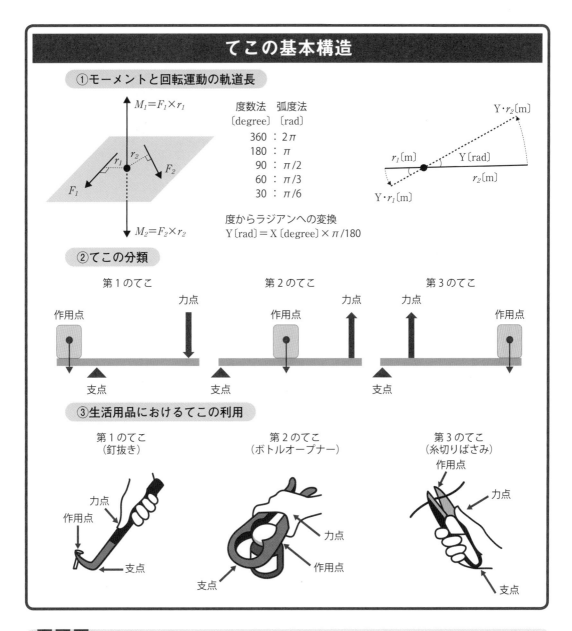

てこの基本構造

①モーメントと回転運動の軌道長

$M_1 = F_1 \times r_1$

$M_2 = F_2 \times r_2$

度数法	弧度法
〔degree〕	〔rad〕
360	2π
180	π
90	$\pi/2$
60	$\pi/3$
30	$\pi/6$

度からラジアンへの変換
$Y\,〔rad〕= X\,〔degree〕\times \pi/180$

$Y \cdot r_2$〔m〕

r_1〔m〕　Y〔rad〕

r_2〔m〕

$Y \cdot r_1$〔m〕

②てこの分類

第1のてこ	第2のてこ	第3のてこ

作用点　力点　支点

作用点　力点　支点

力点　作用点　支点

③生活用品におけるてこの利用

第1のてこ
（釘抜き）

力点
作用点
支点

第2のてこ
（ボトルオープナー）

力点
作用点
支点

第3のてこ
（糸切りばさみ）

作用点
力点
支点

コラム 　機能低下の補償としての「てこ」の治療応用

　リハビリテーション医療では，機能低下が残存するなかで日常動作の再建を目指すことが求められる．たとえば，大腿四頭筋の筋力低下がある対象者の立ち上がり動作指導では，荷重時の膝関節伸展運動が第1のてこであることを理解し，膝上（頭部・体幹・上肢HATと両大腿）の合成重心を膝関節屈曲伸展運動軸に近づけるよう体幹の前傾運動を誘導することが重要となる．介助用品にもてこを利用するものが多い．立ち上がり動作に不自由のある方をアシストする起立介助チェアは，座面がリフトアップすることで殿部を前上方へ押し上げるものであり，てこの利用の好例である．

（藤澤宏幸）

LECTURE 8-2

人体における第1・2のてこ

POINT

荷重関節（股関節，膝関節，足関節など）は第1のてこを利用してバランスをとっている．上肢では肘関節伸展の機構が第1のてこに分類される．一方，人体においては第2のてこの例は少なく限定的である．

1 第1のてこ

　荷重関節は第1のてこの形態をとっている．ここでは，股関節を例にする．自然立位における頭部・体幹・上肢（head, arm and trunk：HAT）の重心線は股関節回転中心付近を通るが，わずかに前方に位置するときにはハムストリングスなどの股関節伸筋群が姿勢保持のために作用する．この場合には，第1のてこの特徴のひとつである小さな力で大きな力をコントロールできることが活かされる（図①）．一方，体幹を大きく前傾させた場合には，力のメリットはないが，筋の短縮に比較して大きな運動（軌道）を行うことが可能になると捉えることができる．

　足関節（距腿関節）の底屈作用においても第1のてこと定義できる（図②）．すなわち，距腿関節運動軸を支点として，足圧中心（作用点）にかかる床反力と筋張力が左右に位置してバランスをとっている．また，どちらか一方のモーメントが大きくなれば，その方向に回転運動が生じる．

2 第2のてこ

　人体における第2のてこの例は限定的である．ここでは，顎関節と肘関節を例に取り上げる（図③）．顎関節によって咀嚼する際，咬筋によって下顎を上顎方向に運動させて，大臼歯で噛む動作が行われる．この際，咬筋の前部の線維は大臼歯よりもわずかに前方へ位置するため，第2のてことして分類できる．

　一方，肘関節屈筋としての腕橈骨筋は，遠位付着部が橈骨茎状突起であるので，前腕・手部の重心よりも遠位に位置していることにより，第2のてことして分類できる．

コラム リハビリテーション医療におけるてこの臨床応用例

　荷重関節においては第1のてこを利用している．荷重関節周囲の筋力低下が生じた場合には，力点と作用点を転換することで弱化した筋作用を補償するように姿勢を調節することがある．たとえば，大殿筋歩行とは大殿筋が弱化した際に，体幹を後傾して重力による股関節伸展作用を引き出すものである．通常は歩行時にHAT重量または慣性力による股関節屈曲作用を大殿筋などの股関節伸筋群で調整しているが，その負荷を軽減するために姿勢を換え，力点と作用点を転換している好例である．同様に，中殿筋歩行は中殿筋の筋力低下が生じた際に，体幹を弱化した側へ傾斜させ，作用点となる重心線を股関節内外転運動軸へ近づけることによって中殿筋の負荷を軽減するものである．

人体における第1・2のてこ

①荷重関節における第1のてこ

力点　作用点
支点

支点から力点までの距離が，支点から作用点までの距離よりも長く，小さな筋張力で制御可能

HAT 重心

力点　作用点
力点　作用点

HAT 重心

力点　作用点
支点

支点から力点までの距離が，支点から作用点までの距離よりも短く，大きな筋張力が制御に必要

②足関節におけるてこの原理（第1のてこ）

作用点　支点　力点

力点　支点　作用点

r_1　　r_1　F_2

$F_1 \times r_1 = F_2 \times r_2$

F_1

③人体における第2のてこの例

咬筋

力点　作用点　支点

肩関節

$F_1 \times r_1 = F_g \times r_g$

F_1

力点

r_1

肘関節

支点

r_g

作用点

F_g

前腕・手部の重力

（藤澤宏幸）

LECTURE 8-3 # 人体における第3のてこ

POINT
人体においては関節周囲の動きを空間的に阻害しないように，筋付着部が関節近くに集中する．そのため，必然的に第2のてこよりも第3のてこが多い．

1 第3のてこ

第3のてこは支点に対して，力点が作用点より近位に位置するものと定義されている．人体においては肘関節における**上腕筋**の作用（**図①**），膝関節における**大腿四頭筋**の作用が代表例である．

肘関節屈曲に対する上腕筋と腕橈骨筋のモーメントアーム長（支点からの最短距離）を比較すると，腕橈骨筋が橈骨遠位端に付着しているにもかかわらず，その見た目よりは差異が小さい．それでも，実際の肘関節屈曲に関する最大モーメントアーム長は，上腕筋で2.6±0.3cm，上腕二頭筋で4.7±0.4cm，腕橈骨筋で7.7±0.7cmであり，腕橈骨筋で長いことが報告されており[2]，この差が運動力学的には重要となる．また，モーメントアーム長における腕橈骨筋の優位性は，肘関節近傍の付着部の差異に基づくものであることを理解する必要がある．

一方，モーメントの生成において人体では第3のてこと第2のてこを共存させた理由があるはずである．歴史的には，MacConaill[3] が上腕筋などは速さに有利であるとしてスパートマッスル（spurt muscle）と，腕橈骨筋は求心的な力を発揮することで安定化に作用するとしてシャントマッスル（shunt muscle）とよんだ（**図①**）．

これに対して，Stern[4] は角度によって各筋の張力発揮が異なることをモデル計算によって明らかにした．すなわち，上腕二頭筋は0°〜53°で腕橈骨筋よりもモーメントへの寄与が小さく，その範囲では腕橈骨筋の活動が肘関節屈曲に対して重要であることを示唆している．

このように，機能分担することで広い範囲の屈曲運動を円滑に行うことができるため，腕橈骨筋のような遠位端に付着する筋が退化せずに残ったと考えられる．

2 第3のてこと"運動の増幅"

第3のてこは関節の近位に筋付着部（力点）を有するので，**筋長の変化量よりも体節末端での移動量が大きくなる**特徴がある．人体は限られた筋長の変化のなかで，大きな体節の運動を実現しているともいえる（**図②**）．また，第1のてこについて，関節運動軸から筋付着部までの距離が同じであれば，筋長の変化量に対する体節末端の移動量の比はほぼ同じになる．これらのことは日常的に用いる関節可動範囲において，筋走行と移動する体節が垂直に近い場合により適切な表現となる．

一方，腕橈骨筋のように移動する体節に対して筋走行が平行に近づくほど，筋長の変化量に対する体節末端の移動量の比は小さくなり，運動の増幅については不利な機構といえる．

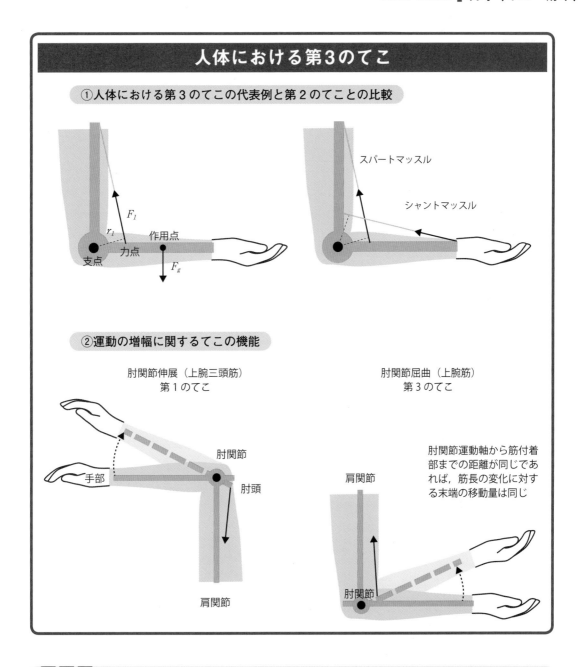

人体における第3のてこ

① 人体における第3のてこの代表例と第2のてことの比較

F_1
r_1
作用点
支点　力点
F_g

スパートマッスル
シャントマッスル

② 運動の増幅に関するてこの機能

肘関節伸展（上腕三頭筋）
第1のてこ

肘関節
肘頭
手部
肩関節

肘関節屈曲（上腕筋）
第3のてこ

肘関節運動軸から筋付着部までの距離が同じであれば，筋長の変化に対する末端の移動量は同じ

肩関節
肘関節

コラム　　関節反力からみた第3のてこと第1のてこの比較

　　関節は体節の連結部であるが，姿勢保持や運動時には関節部に力が加わる（関節反力）．鉛直成分でみると，第1のてこでは重力と筋張力が同じ向きなので，その和が関節反力となる．一方，第3のてこでは，重力と筋張力の向きが反対になるので，それらの差に相当にする関節反力がかかる．変形性関節症のような疾患では，関節反力を考慮して動作指導することが求められる．

（藤澤宏幸）

滑車（定滑車・動滑車）

POINT

リハビリテーション医療において定滑車および動滑車は練習に用いる装置として利用される．また，人体において筋張力の方向を変えるために滑車の機構が存在している．

1 滑車の力学

滑車には定滑車と動滑車があり，動滑車は定滑車と組み合わせて使う（**図①**）．**定滑車（pulley）**は摩擦のない軸を円盤に通して，軸受けを固定したものである．また，定滑車は力の大きさを変えずに方向を変えることができる性質をもつ．リハビリテーション医療においては，まさにプーリーとよばれる装置があり，健側で患側上肢の挙上を補助して運動する場合に用いる．定滑車は持ち上げる物体の重量（重力）と同じ大きさの力で方向のみを変えるのに対して，**動滑車**を加えると物体の重量の半分の力で引き上げることができる．ただし，物体を同じ距離だけ持ち上げるためには2倍の距離を引く必要があり，そのときの仕事量は同じになる．

2 人体における滑車の利用

人体における定滑車の好例は，下肢では大腿四頭筋における大腿骨顆間窩と膝蓋骨の機能，腸腰筋における恥骨の機能，腓骨筋における踵骨外側面の隆起部（腓骨筋腱滑車）の機能である．非荷重下での**膝関節伸展機構**は第3のてこで，大腿四頭筋が膝蓋腱として脛骨粗面に付着している部位から膝蓋骨に向かって力がかかる（**図②**）．膝蓋骨は大腿四頭筋の種子骨で，これはモーメントアーム長を増加させるためにも重要な役割を有している．恥骨上を腸骨筋と大腰筋が合流して小転子に向きを変える部位には腸恥滑液包があり，摩擦の軽減が図られている．

コラム リハビリテーション医療における滑車の臨床応用例

筋力トレーニングにおいて，滑車と重錘を利用することは多い．リハビリテーション医療においては自重による抵抗を多用するが，滑車と重錘を用いることによって，自由に抵抗方向を変えることができる．たとえば，背臥位で股関節伸筋群を強化したい場合に，上方からロープを誘導し，足首などにかけることで，重力方向への運動でも抵抗運動にすることが可能である．その他，筋力トレーニングマシーンとして製品化されているものもある．通所系サービスにおいては高齢者などに筋力トレーニングマシーンを用いた軽負荷での運動が取り入れられている．

一方，自助具などでの利用も多い．上肢の筋力低下は食事動作や更衣動作などの能力低下をもたらす．食事動作においては，滑車を用いたスプリングバランサーによる動作の再建が行われている．また，歩行練習に用いる簡易な免荷装置の種類のなかには，滑車と重錘（ばね）を用いた機構を利用したものがある．

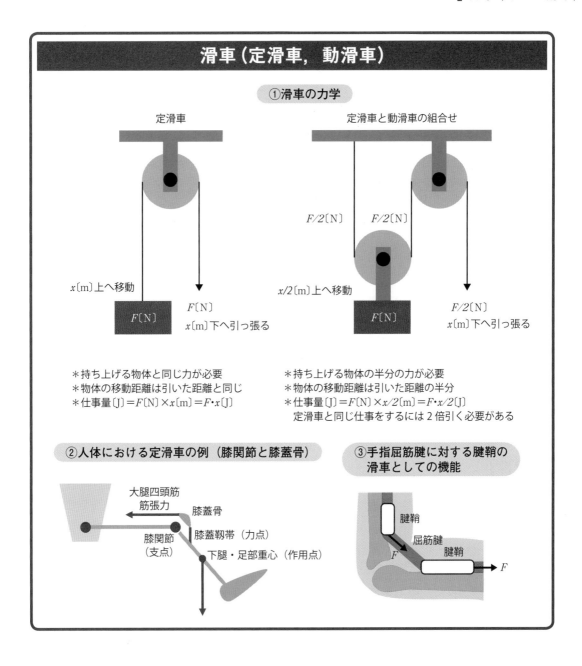

滑車（定滑車，動滑車）

①滑車の力学

定滑車

x〔m〕上へ移動

F〔N〕

F〔N〕
x〔m〕下へ引っ張る

定滑車と動滑車の組合せ

$F/2$〔N〕 $F/2$〔N〕

$x/2$〔m〕上へ移動

F〔N〕

$F/2$〔N〕
x〔m〕下へ引っ張る

＊持ち上げる物体と同じ力が必要
＊物体の移動距離は引いた距離と同じ
＊仕事量〔J〕＝F〔N〕×x〔m〕＝$F \cdot x$〔J〕

＊持ち上げる物体の半分の力が必要
＊物体の移動距離は引いた距離の半分
＊仕事量〔J〕＝F〔N〕×$x/2$〔m〕＝$F \cdot x/2$〔J〕
　定滑車と同じ仕事をするには2倍引く必要がある

②人体における定滑車の例（膝関節と膝蓋骨）

大腿四頭筋
筋張力
膝蓋骨
膝蓋靱帯（力点）
膝関節
（支点）
下腿・足部重心（作用点）

③手指屈筋腱に対する腱鞘の滑車としての機能

腱鞘
屈筋腱
腱鞘
F
F

　一方，上肢においては**手指の腱鞘**が滑車の機能の代表例である（**図③**）．手指の屈筋腱を押さえることで，腱の浮き上がりをなくし，力の方向を変えて円滑な屈曲を誘導することができる．

（藤澤宏幸）

LECTURE 9-1

姿勢とは

PT・OT
国試出題

POINT

姿勢とは身体全体の形を表し，姿勢の安定性には，支持基底面の広さ，体重心・圧中心の位置が関連している．

1 姿勢とは体位と構えから構成され，身体全体の形を表す

姿勢 (posture) とは，身体全体の形を意味し，**体位** (position) と**構え** (attitude) から構成される．体位は座位，立位など身体と重力方向との関係を表し，構えは頭部前屈位，股関節屈曲位など各部位の相対的な位置関係を表す．

2 姿勢の安定性に関わる要因：支持基底面の広さ，体重心・圧中心の位置

バランスを崩すことなく動作を行うためには，姿勢が安定していることが重要である．姿勢の安定性には，支持基底面の広さ，体重心・圧中心の位置が関連しており，姿勢が安定している状態とは，**体重心** (COG：center of gravity) が投影された**圧中心** (COP：center of pressure) が**支持基底面** (BOS：base of support) の内部にある状態をさす（図①）．

支持基底面とは身体と床が接触している面の外縁を最短距離で結んだ面をさす．支持基底面が広いほど，姿勢は安定する．たとえば，杖を使用した立位や座位では，それぞれ杖や殿部の接触面と足底との間まで支持基底面が広がるため，立位に比べて安定性が増加する（図②）．

体重心は立位において，骨盤内で仙骨のやや前方，足底から計測して身長の約54〜56％の位置にある．体重心を通る垂直線を重心線，体重心から支持基底面に投影された点を圧中心とよぶ．体重心の位置が低いほど，また，圧中心が支持基底面の中央に位置するほど，姿勢は安定する．たとえば，座位は立位と比べて体重心の位置が低いため，安定性が高いといえる（図③）．また，立位でお辞儀（体幹を前傾）をした場合，体重心が前方に移動し，圧中心が支持基底面の外側に位置するため安定性は低下する（図④）．

アライメント (alignment) も姿勢の安定性に関わる要因のひとつである．アライメントとは頭部，体幹，四肢など，身体の指標点の空間的位置関係を示す．安定した立位でのアライメントは，身体の側面から見て，耳垂，肩峰，大転子，膝関節前面（膝蓋骨後面），外果の前方が整列した直線と，また後面から見て，後頭隆起，椎骨棘突起，殿裂，両膝関節内側間の中心，両内果間の中心が整列した直線と重心線が一致する．また，このような理想的なアライメントをとることで，姿勢を保持する筋群のエネルギー消費を最小にすることができる．

3 姿勢戦略：足関節戦略，股関節戦略，足踏み戦略

姿勢戦略とは，急に床が動いたり，身体を押されてバランスを崩したときに，姿勢を安定化させる（圧中心を支持基底面の内部にとどめようとする）能力である．姿勢戦略には，足関節の運動が主体となって姿勢を調整する足関節戦略，股関節の運動が主体となって姿勢を調整する股関節戦略がある．

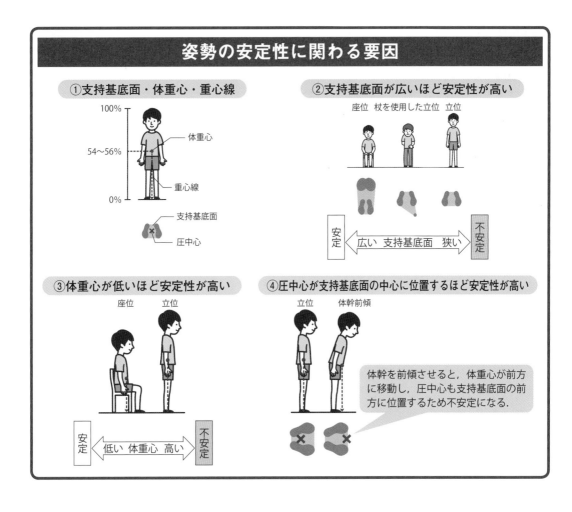

また，片足を踏み出すことで，新たに支持基底面をつくり，姿勢の安定化を図る戦略を足踏み戦略とよぶ．

コラム 姿勢の安定性に対するリハビリテーション専門職の介入とは

対象者の姿勢が不安定な場合，リハビリテーション専門職はどのような介入方法を検討するべきか．対象者の心身機能の維持や改善はもちろん，適切な道具の使用の検討も重要である．

たとえば，脊柱の変形をきたすと，立位時のアライメントや圧中心はさまざまな方向に偏倚し姿勢の安定性が低下する．このような姿勢の変化に伴う安定性の低下を防ぐために，リハビリテーション専門職は，杖や歩行器の使用を促し，支持基底面を圧中心の偏倚側に拡大させることを検討するとよい．

また，体幹や下肢などの姿勢保持筋の筋力低下が認められる対象者の場合，体重を支えられず，アライメントの変化，各関節への負担による疼痛が出現する可能性がある．そのため，リハビリテーション専門職は下肢や体幹装具の使用を検討し，姿勢保持筋の筋力低下を補うことで，姿勢の変化や疼痛の予防を図るとよい．

（野口直人）

立ち上がり・着座動作

PT・OT
国試出題

POINT

立ち上がり・着座動作は日常生活のなかで頻繁に行われる動作であり，体幹や下肢の運動や活動する筋肉の違いによって，いくつかの動作の流れに分けることができる．

1 立ち上がり動作・着座動作とは

　椅子やベッドから立ち上がる，もしくは座る（着座する）動作は日常生活活動のなかで頻繁に行われる動作であり，高齢者や患者さんにとっては転倒リスクの高い動作でもある．リハビリテーション専門職にとって，これらの動作の特徴を理解しておくことは対象者の評価や治療においてとても重要である．

2 立ち上がり動作の流れ：体幹の前傾・屈曲→殿部離床→体幹と下肢の伸展 （図①）

　立ち上がり動作は支持基底面を変化させながら，重力に逆らって体幹や下肢の動作を行う必要がある．立ち上がり動作は体幹や下肢の運動や活動する筋の違いによって，以下のような3つの動作の流れに分類できる．

①**体幹の前傾・屈曲**：体重心を前方移動し，圧中心を殿部が離床した後に構成される支持基底面（両足部の外縁を最短距離で結んだ面）の内部に移動させる．体幹の前傾・屈曲は脊柱起立筋の筋活動の減弱と重力によって起こり，脊柱起立筋や股関節伸展筋の遠心性収縮[1]によって制御される．

②**殿部離床**：膝関節の伸展と足関節の背屈によって下腿を前傾させ，殿部を座面から離す．膝関節の伸展には大腿四頭筋，足関節の背屈には前脛骨筋がはたらく．

③**体幹と下肢の伸展**：体幹と下肢を伸展させ，身体を上方へ持ち上げる．体幹の伸展には脊柱起立筋，股関節の伸展には大殿筋やハムストリングス，膝関節の伸展には大腿四頭筋，足関節の底屈には下腿三頭筋がはたらく[2]．

※1　筋収縮のひとつで，筋は収縮しているが筋の長さは伸長されている状態をさす．

※2　足底面が床と接触した状態で下腿三頭筋が収縮すると足首が下がるのではなく，体幹と下肢が持ち上がる．このように四肢の遠位部が固定され，近位部が動く運動を閉鎖運動連鎖（closed kinetic chain：CKC）とよぶ．一方，四肢の遠位部が動く運動を開放運動連鎖（open kinetic chain：OKC）とよぶ．

3 体幹を十分に前傾する・足を引き込むことは，立ち上がり動作の負担減少につながる

　殿部を離床させる際に，体幹の前傾・屈曲が不十分であると，重心線と膝関節の距離が離れるため，重力によってつくられる膝関節屈曲モーメントが増加する．これにより，殿部を離床させるための膝関節伸展筋群の負担が大きくなる．このような立ち上がり動作の負担を軽減するために，立ち上がりの際には十分に体幹を前傾させ，重心線を膝関節に近づけることが大切である．

　また，足部が膝の位置より前方に位置している状態で立ち上がる場合，対象者の支持基底面は前

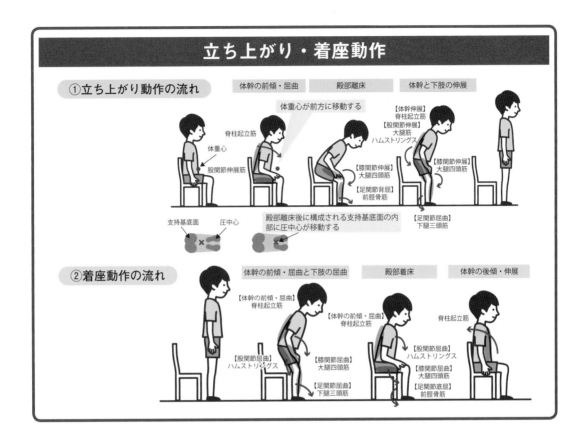

方に広がった状態であるため，体幹の前傾・屈曲による体重心の前方移動が難しくなる．このような立ち上がり動作の負担を軽減するために，足部を後方に引き込んでから立ち上がることが大切である．

4 着座動作の流れ：体幹の前傾・屈曲と下肢の屈曲→殿部着床→体幹の後傾・伸展（図②）

着座動作は重力に従って行う動作であるため，尻もちをつかないよう，体幹や下肢の筋群の遠心性収縮により動作を制御しながら行うことが必要である．着座動作も以下のような3つの動作の流れに分類できる．

①**体幹の前傾・屈曲と下肢の屈曲**：股関節・膝関節の屈曲，足関節の背屈によって，体重心を後下方に移動させる．足関節の背屈は，体重心を前下方に移動させ，過度な体重心の後方移動による転倒を防ぐことに役立つ．これらの運動は脊柱起立筋，大腿四頭筋，ハムストリングス，下腿三頭筋の活動の減弱と重力によって起こり，遠心性収縮によって制御される．

②**殿部着床**：体幹の前傾・屈曲，股関節・膝関節の屈曲に足関節の底屈を加えることで，体重心をさらに後下方に移動させ，殿部を座面につける．足関節の底屈は前脛骨筋などの遠心性収縮により制御される．

③**体幹の後傾・伸展**：殿部が座面についた後，前傾・屈曲していた体幹を伸展させる．体幹の伸展には脊柱起立筋がはたらく．

（野口直人）

リーチ動作・把持動作

POINT
リーチ動作と把持動作は日常生活で用いられる上肢の基本的な運動であり，筋活動だけではなく，視覚，運動・位置覚，皮膚感覚などの感覚機能も深く関連している．

1 リーチ動作・把持動作とは

机の上にあるコップを取る，洗濯物を干す際など，日常生活で上肢を用いた動作を行う場合，私たちは**リーチ動作**と**把持動作**という2つの上肢の運動を行っている．リーチ動作は「対象物に向かって手を伸ばす動作」をさし，把持動作は「対象物の大きさや形態に合わせて，手や指の形を調整する動作」をさす．

2 リーチ動作：視覚，運動・位置覚を用いて対象物と手の位置を特定し，対象物に向かって手を伸ばす（図①）

机の上にある積み木に手を伸ばす場合，対象物（積み木）の情報は**目（視覚）**から脳に送られ，どのように積み木まで手を伸ばすか運動の計画が行われる．また，手の位置情報は上肢筋群の**筋紡錘（運動・位置覚）**から脳に送られ，現在の手の位置をもとにした運動の計画が行われる．これらの計画された情報が**上肢筋群**に送られ，実際のリーチ動作に必要な筋の活動が始まる．

リーチ動作には，三角筋や上腕二頭筋，上腕三頭筋などの肩関節や肘関節の運動に関わる筋群の活動の他に，肩甲骨や上腕骨の位置を保持する筋群の活動も必要である．また，前方に手を伸ばした場合，上肢の移動に合わせて体重心の位置も前方に移動するため，姿勢が崩れないように脊柱起立筋などの姿勢保持筋の活動も必要である．

3 把持動作：手指の皮膚感覚を用いて対象物の情報を検知し，把持する力を調整する（図②）

把持動作も対象物の視覚情報や上肢の運動・位置覚の情報をもとに運動の計画が行われ，主に前腕，手関節，手指の筋活動によって把持動作が行われる．机の上にある積み木に手を伸ばし，持ち上げようとする場合，まず，対象物（積み木）に手を伸ばしている間に，積み木の大きさや向きなどの情報を用いて，手の向きや手指の位置の調整が行われる[1]．

指腹が対象物に実際に触れると，**皮膚感覚**によって対象物の情報が更新され，より正確な把持動作を行うことを助ける．たとえば，積み木の表面に油が塗られていた場合，手指の皮膚感覚は積み木を持ち上げた際の，積み木と手指との間で生じた「滑り」を検知する．この滑りに関連する更新された情報をもとに運動の計画は修正され，手指で積み木をつまむ力が増加し，積み木が滑り落ちることを防ぐ．このような一連の活動によって，私たちはさまざまな対象物を滑り落とすことなく操作することが可能となる[2]．

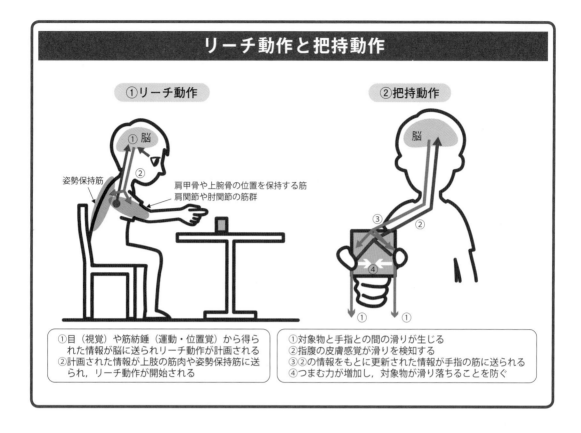

※1　このようなリーチ動作中の手の形づくりは，これまでの経験や予測を参考にした運動の制御であり，このような運動制御をフィードフォワード制御という．

※2　新たに検知した感覚によって運動を修正し，運動の正確性を高める制御をフィードバック制御という．

コラム　リーチ動作・把持動作は手だけの運動なのか？

　対象者が箸を使用して食事動作の練習を観察する際，身体のどの部位に注目するべきだろうか．操作している箸や指先，あるいは食べ物を口に運ぶ肩関節や肘関節の動きなどに注目するべきと思った方が多いのではないだろうか．もちろん，食事動作で上肢や手指の運動の観察は重要であるが，対象者の体幹や下肢の動きの観察も忘れないでほしい．

　たとえば，椅子の背もたれに背中をつけたまま食事をとろうとすると，普段と比べてやりにくさを感じることがある．これは上肢を前方に移動させて作業をしているにもかかわらず，体重心が後方に残存していることが原因である．

　一見，上肢のみが運動しているように見えるリーチ動作や把持動作も，体幹や下肢，感覚などが密接に関連している．対象者の動作を観察する際に，リハビリテーション専門職は上記のような身体全体を観察する視点と，指先などの詳細な機能を考察する視点の両方が必要となる．

（野口直人）

移乗動作

POINT
移乗動作とは，ある支持面から別の支持面へ移動する動作をさす．適切な介助方法や福祉用具を用いた移乗動作は，対象者のみでなく介助者の負担軽減にもつながる．

1 移乗動作とは

　移乗動作（transfer） とはベッド↔車椅子，車椅子↔トイレ間の移動など「ある支持面から別の支持面へ移動する動作」をさす．移乗動作では立ち上がりや着座に加えて，身体の向きを変えるなどの体幹・下肢の運動，手すりを持つなどの上肢の運動も必要となる．また，移乗動作は対象者の身体機能だけでなく，使用する福祉用具や生活環境にも影響を受けるため，リハビリテーション場面においては，対象者に合った適切な福祉用具の選択，環境設定などにも注意が必要である．

2 移乗動作の介助における力学的特性

　移乗動作の訓練を実施する，または介助を行う場合，適切な声かけや介助方法，環境設定を実施することは，対象者の身体機能の維持・改善だけではなく，介助者の負担の軽減にもつながる．
- **殿部を前方に移動してから立ち上がりを開始する（図①）**：殿部を前方に移動する（浅く座る）ように促すことで，殿部の支持基底面をより狭く，体重心をより前方へ移動する．それにより，立ち上がる際の体重心の移動を助ける．
- **対象者の近くに立ち，膝を曲げて体重心の高さを合わせる（図②）**：立ち上がり動作を介助する場合，介助者は対象者と自身の体重心の高さと位置に注意する必要がある．介助者が上肢や膝関節を伸展したまま移乗動作を介助した場合，介助者の体重心の位置は対象者よりも高い位置になる．この状態で対象者を持ち上げようとすると，腰を支点としたより大きな体幹伸展のモーメントが必要となり，介助者の腰部に大きな負担がかかる危険性がある．そこで，移乗動作を介助する際には，対象者の近くに立つ，十分に膝関節を屈曲し重心の位置を対象者に合わせて介助を行うことが介助者の負担の軽減につながる．
- **対象者の進行方向側の空間を空ける（図③）**：身体を回旋させ，殿部を移乗先の方向に向けることを介助する際，対象者の回旋運動を妨げないよう，介助者は対象者の進行方向側の空間を空けるように立つとよい．
- **体幹を十分に前傾しながら着座するように促す**：体幹や股関節を伸展したまま着座しようとすると，体重心が後方に位置しているため，尻もちをつくような性急な着座になりやすい．このようなリスクを回避するために，体幹を十分に前傾しながら，ゆっくりと着座するよう促すとよい．

3 移乗動作を支援する福祉用具

　リハビリテーション専門職は対象者の身体機能や障害の予後予測にもとづき，適切な福祉用具を選択することが大切である．

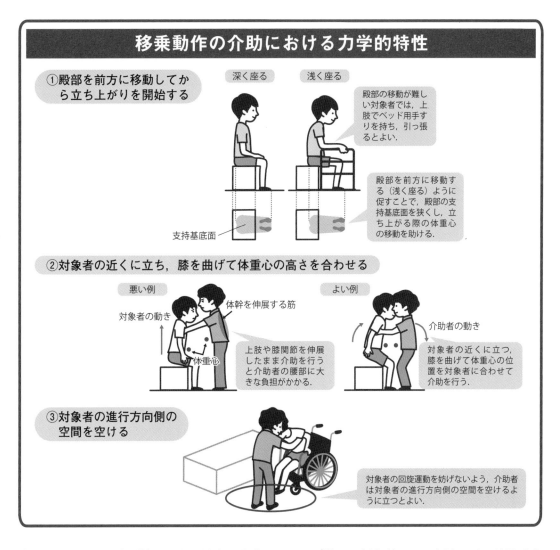

移乗動作の介助における力学的特性

①殿部を前方に移動してから立ち上がりを開始する

深く座る　浅く座る

殿部の移動が難しい対象者では，上肢でベッド用手すりを持ち，引っ張るとよい.

殿部を前方に移動する（浅く座る）ように促すことで，殿部の支持基底面を狭くし，立ち上がる際の体重心の移動を助ける.

支持基底面

②対象者の近くに立ち，膝を曲げて体重心の高さを合わせる

悪い例

対象者の動き

体幹を伸展する筋

体重心

上肢や膝関節を伸展したまま介助を行うと介助者の腰部に大きな負担がかかる.

よい例

介助者の動き

対象者の近くに立ち，膝を曲げて体重心の位置を対象者に合わせて介助を行う.

③対象者の進行方向側の空間を空ける

対象者の回旋運動を妨げないよう，介助者は対象者の進行方向側の空間を空けるように立つとよい.

①**ベッド用手すり（図①）**：殿部を前方に移動することが難しい対象者では，上肢でベッド用手すりを持ち，引っ張ることで殿部の移動を行うように促すとよい.

②**車椅子のアームレスト**：車椅子から立ち上がる際に，体幹と下肢の伸展（身体を上方に持ち上げる）が不十分な対象者では，車椅子のアームレストを押しながら立つように促すとよい.

③**スライディングボード**：立ち上がって移乗動作を行うことが困難である対象者では，スライディングボードを使用し，座位のままで殿部の移動を用いた移乗動作を行うとよい. その際，対象者にはできる範囲の重心移動を行ってもらい，不足する移動を介助者が補いながら進めていくとよい.

コラム　安全な移乗動作を実現するためには多職種連携も重要である

　対象者が安全な移乗動作を行うために，訓練はもちろん他職種やご家族との連携も重要である. たとえばチームカンファレンスなどで，対象者の移乗能力の現状を看護師と共有し，対象者の病院・施設内での活動の自立を促すとよい. また, 入院中から訓練場面をご家族に見学していただき, 介助のポイントを事前に伝えることで, 対象者が自宅に帰ってからも安全な移乗動作を行えるように促すとよい.

（野口直人）

LECTURE 10-1 呼吸と圧力

POINT

呼吸運動に伴う肺胸郭系に加わる圧力は，弾性，粘性，慣性に分けられる．弾性は肺・胸郭の拡張に，粘性と慣性は気道の空気の流れに大きな影響を与える．

1 呼吸と弾性

弾性とは，物体が力で変形したときに元の形に戻る性質を示す．たとえば，ゴムを引き伸ばしたときに元の長さに戻ろうとする力が弾性であり，その力が強いほど弾性が強いことになる．日常の会話で"弾力がある"というと柔らかいものをさす言葉として使われているが，弾性はその逆の意味をもつ．物体に加えられた力と変形の比を弾性率といい，弾性の強さを表す一つの指標である．肺では気道に気流が生じていない状態で肺に加えられた圧力 P と体積変化量 V の比である肺のエラスタンス E（肺の膨らみにくさの指標）で弾性の強さを表す．

$$E = P/V \tag{1}$$

肺のコンプライアンスは，エラスタンスの逆数である．肺の弾性と肺体積変化との間には**図①**のような関係があり，肺は伸ばされ膨らむと弾性が高くなる．図①に示す肺の曲線の傾きは，肺の膨らみやすさを示す**肺コンプライアンス**[※1]を表す．

※1　肺の膨らみやすさの指標．肺コンプライアンス＝肺の体積変化量／肺に加えられた圧．

2 呼吸と粘性

粘性とは物体の流れを妨げようとする性質で，粘りけとも表現される．気体が気道を流れるときには気道壁や気体内で摩擦が生じ流れを妨げようとする．粘性によって生じる抵抗 R の強さは，気体を流す駆動力となっている圧力 P と流量 V の比

$$R = P/V \tag{2}$$

で示す．気道に空気が流れるときの抵抗は，気道の両端である肺胞と口腔の圧力差 P を気道に流れる流量 V で除して求め，これが**気道抵抗**[※2]である．また，流量は管の半径の4乗に比例し，管の長さや流体[※3]の粘度に反比例する（**Poiseuilleの法則**，☞LECTURE10-3）．

※2　気道を通るときの空気の抵抗．気道抵抗＝駆動圧（口腔と肺胞内圧の差）／流量．
※3　定まった形をもたず，形状を自由に変化させて流れる物質．例）気体，液体．

3 呼吸と慣性

慣性は，物体がつねに現在の運動状態を保とうとする性質である．ニュートンの運動方程式で質量 m の物体を加速度 a で動かす力 F は

$$F = ma \tag{3}$$

で表される．この式は，もし摩擦の全くない床面に物体がある場合，加速度がなければ物体は静止し続けるか，ある一定の速度でいつまでも動き続けることを示す．日常経験する慣性は自動車が加

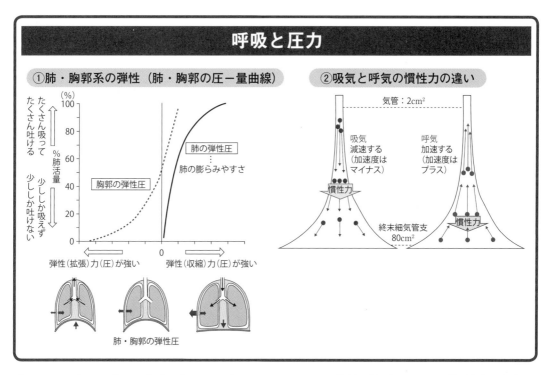

呼吸と圧力

①肺・胸郭系の弾性（肺・胸郭の圧－量曲線）

たくさん吸って
たくさん吐ける

少ししか吸えず
少ししか吐けない

％肺活量

肺の弾性圧
肺の膨らみやすさ

胸郭の弾性圧

弾性（拡張）力（圧）が強い　0　弾性（収縮）力（圧）が強い

肺・胸郭の弾性圧

②吸気と呼気の慣性力の違い

気管：2cm²

吸気
減速する
（加速度は
マイナス）

呼気
加速する
（加速度は
プラス）

慣性力

慣性力

終末細気管支
80cm²

速しているときに感じる後方に戻される力である．つまり，物体が加速していれば慣性力は物体の進行方向と逆方向にはたらき，抵抗となる．

　呼吸における慣性は，気道を流れる空気の加速度によって生じる．空気や水のような**流体**は，固体のような定まった形をもたず，形状を自由に変化させて流れる．そのため流体の加速度は固体と異なり流れる空間の違いによっても生じる．

　気道の流速は安静時呼吸でも1〜2m/s程度ある．気道は何度も分岐を繰り返し気管から肺胞に至るまでに総断面積を著しく増加させる．呼気の場合，断面積が大きな終末細気管支から小さな気管方向に空気が流れる．ここに1〜2m/sの流量で空気が肺から体外に排出されたとすると，肺胞から気管にかけて総断面積の減少に伴い空気は加速することになる．そのため呼気時の慣性力は空気が流れる逆方向にはたらき，空気の流れを妨げる力となる（**図②**）．その逆に吸気では断面積が増加する方向に流れるため空気は減速し，慣性力は空気の流れと同じ方向にはたらく（**図②**）．

コラム　肺機能検査とリハビリテーション

　肺機能検査のなかで肺活量，一秒量は最も臨床で汎用される検査指標である．このなかで肺活量は肺の膨らみやすさ，つまり肺の弾性の，一秒量は気道の気体の流れにくさである粘性・慣性抵抗の簡便な指標である．また，一般に呼吸の抵抗は粘性の影響を考えればよく，慣性の影響は無視できるとされる．しかし，それはあくまでも安静時呼吸のようなゆっくりとした呼吸で流速が遅い場合である．呼吸不全や運動を負荷するリハビリテーション医療では，安静時よりはるかに速い流速で呼吸する患者が対象となる．その場合，後述するレイノルズ数は簡単に2,320以上となり，粘性より慣性の影響が強くなる（☞LECTURE10-3）．粘性に加え慣性の影響を理解することはとても重要である．

（間瀬教史）

LECTURE 10-2 姿勢の変化による呼吸と圧力

POINT

呼吸器系に対する重力の影響は非常に大きい．姿勢変化に伴う肺の拡張変化は，腹腔と静水圧の影響によって生じる．

1 姿勢変化と圧力

肺は**胸腔**[※1]にあり，腹腔と横隔膜という柔らかい膜に隔たれて存在する．この2つの腔は異なる性質をもった流体に例えられる．**腹腔**[※2]に多い水は圧力が加えられても体積変化はほとんど生じない非圧縮性流体である．一方，胸腔に多い空気は圧により体積が変化しやすい圧縮性流体である．

水には重力の作用で**静水圧**[※3]が生じる．静水圧は密度×重力加速度×高さで表されるため，腹腔の圧である腹圧は1cm下になると$1.0cmH_2O$上がる圧勾配がある．一方，水に比べ空気は密度が低いため，胸腔の圧である**胸腔内圧**の勾配は緩やかで1cm下になると$0.2〜0.5cmH_2O$上がる．肺は柔らかく胸腔内圧が低いほど拡張するため，この圧勾配により下の肺に比べ上に位置する肺は拡張することになる．

※1　胸壁で囲まれた内部空間．胸壁は胸郭の壁で，骨性胸郭（肋骨，胸骨，胸椎）と筋（内肋間筋，外肋間筋，横隔膜）からなる．
※2　身体部分のなかで，横隔膜より下部で腹部の内腔．
※3　静止している流体の中の任意の面に作用する圧力．高さ・密度・重力加速度の積で表される．

2 背臥位での呼吸と圧力（図①）

腹腔に15cmの高さがある場合，最も上は$0cmH_2O$，下は$15cmH_2O$の圧力となる．この下側の高い圧により柔軟性のある横隔膜と腹部外側は拡張する．胸腔は最上部で$-8.5cmH_2O$，下部で$-1cmH_2O$の圧力となる．この圧勾配により上下側の肺の拡張に差が生じ，**背臥位**では下肺は上肺の半分程度しか拡張しない．また，同じ高さで比べると腹腔，胸腔にかなりの圧差があるのがわかる．それにより背側の横隔膜の直上の肺は，腹圧の圧迫を受け，その部位の肺の拡張は低下する．また，肺は心臓の固定という役割をもつため，心臓の下にある肺は心臓の重みで圧迫される[1]．また，背臥位では胸腔の高さが下肢よりやや低くなるため，水分が胸腔に多くなる．この水による静水圧の上昇は肺の拡張を妨げることになる．

なお，完全な背臥位では誤嚥が生じやすいため，嚥下障害がある場合は注意を要する．

3 側臥位での呼吸と圧力（図②）

側臥位の腹圧は，ほぼ中間の高さで$0cmH_2O$となる．その部位より下は圧勾配にしたがい陽圧となり，上は陰圧となる．胸腔内圧は，最も上で$-10cmH_2O$，下側で0から$-1cmH_2O$となり，背臥位に比べ上下の圧差が大きくなる．横隔膜の直上にある下肺は，腹圧および心臓により圧迫を受ける．一方，上側は腹圧が陰圧であるため，横隔膜が腹側に引かれ肺は拡張する．つまり，側臥

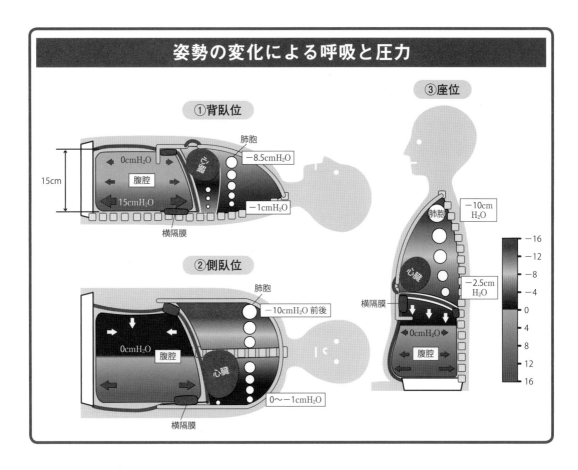

姿勢の変化による呼吸と圧力

①背臥位

肺胞
−8.5cmH₂O

0cmH₂O

腹腔

15cm

15cmH₂O

−1cmH₂O

横隔膜

②側臥位

肺胞
−10cmH₂O 前後

0cmH₂O

腹腔

心臓

横隔膜

0〜−1cmH₂O

③座位

肺胞
−10cm
H₂O

心臓

横隔膜

−2.5cm
H₂O

0cmH₂O

腹腔

位は，上側の肺は高い拡張圧がかかり拡張しやすいが，下側の肺野は拡張しにくい姿勢でもある．

4 座位での呼吸と圧力（図③）

　座位の腹圧は，横隔膜より3〜4cm下部で0cmH₂Oとなる．そのため，横隔膜直下の腹圧は陰圧となり，横隔膜は下方に引かれる．胸腔内圧は，最も上で−10cmH₂O，下で−2.5cmH₂Oとなる．横隔膜の直上にある肺は，背臥位や側臥位のような腹圧による圧迫はなく，心臓による圧迫も生じにくい．そのため下の肺も拡張しやすい状態となり，背臥位や側臥位に比べ肺は全体的に拡張するようになる．背臥位とは逆に座位では肺が下肢より高い位置にあるため，水は胸腔内に少なくなり静水圧は低下，肺は拡張しやすくなる．

コ ラ ム　体位変換が呼吸機能に与える影響

　本文を参考にすると，背臥位，腹臥位，側臥位，座位，立位の順で肺は拡張することになる．肺の拡張に伴い肺胞と毛細血管間の酸素，二酸化炭素の拡散が生じやすくなる．さらに気道も拡張し，空気が流れやすくなる．つまり，体位変化により酸素の摂取，二酸化炭素の排泄，気道の空気の流れが大きく変わることになる．体位変換は呼吸機能に非常に大きな影響を与えている．

（間瀬教史）

循環と圧力

LECTURE 10 – 3

POINT

循環器は血液を全身に運ぶ回路である．血液を全身の組織まで灌流させるためには力が必要であり，その力が**血圧**である．**血流**，**血管抵抗**[※1]が高いほど**血圧**は高くなる．

※1　血管内で起こる，血液の流れへの抵抗．

1 血圧と血流，血管抵抗の関係 （図①）

動脈の血圧 P，血流 Q，血管抵抗 R には

$$P = QR \tag{1}$$

の関係が成り立ち，血流が多いほど，血管抵抗が高いほど血圧は高くなる．

血流は呼吸と同じように，図①に示す粘性の影響を受ける．これが血管抵抗の主な要因である．血管のような管内に流体が流れる場合，粘性は壁と流体間の摩擦，流体の分子間結合力により生じる．壁に接する付近で最も高く，中心で低い．その影響で流体の**流速**[※2]は壁付近で最も遅く，中心で速い．そのため，管内径が細くなると流れる物体の壁に接する割合が増加し，粘性が高くなり，流れにくくなる．Poiseuille の法則で流量 Q[※3]と圧差 P，管の半径 r，物体の**粘性係数**[※4]（粘度）η，管の長さ L には

$$Q = \frac{Pr^4}{8\eta L} \tag{2}$$

の関係が成り立つ．血管で考えると，血流は血圧[※5]と血管の半径に比例し，血圧が高いほど，血管内径が大きいほど流量が多くなる．また，血液の粘性係数，血管の長さに反比例することになる．また，(1)(2)の式から

$$R = \frac{P}{Q} = \frac{8\eta L}{r^4} \tag{3}$$

となる．(3)の式から，粘性係数や血管の長さが2倍になっても血管抵抗は2倍にしかならないが，血管の半径が1/2になると，血管抵抗は16倍になることがわかる．血管抵抗は血管内径に強く影響を受ける．

※2　単位時間あたりに流れた距離，単位は m/s．
※3　単位時間あたりに流れた体積，単位は L/s．流量＝1秒間に通過する体積＝管の断面積×流速．
※4　流体の粘り度合い，高いほど粘りけが高い．
※5　血液が流れる際に血管の内側にかかる圧力．

2 層流と乱流 （図②）

層流とは，流体が流れる方向に向かって規則正しく運動している流れを示す．それに対し，**乱流**は流体が不規則に運動している乱れた流れを示す．流れが層流を示すのか乱流となるのかは**レイノルズ数** Re で判断でき，流体の密度 ρ，流体の速度 U，管の直径 d，流体の粘性係数 μ から

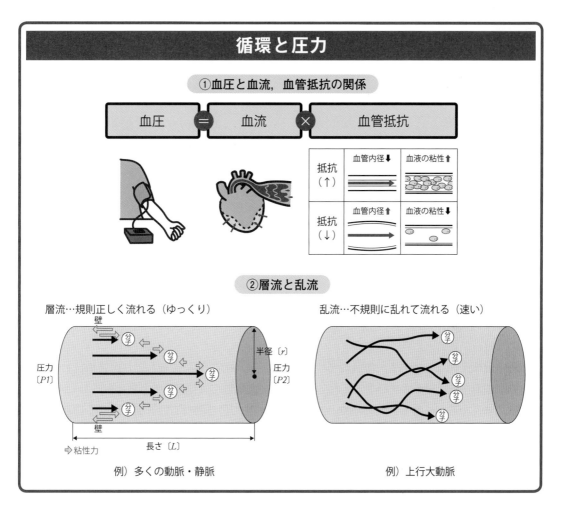

$$Re = \frac{慣性力}{粘性力} = \frac{\rho U^2 d^2}{\mu U d} = \frac{\rho U d}{\mu} \tag{4}$$

の式で求められる．レイノルズ数は，慣性力と粘性力の比であり，2,320以上になると乱流となり，それ以下で層流となる．流体が流れるための力には慣性力と粘性力があり，ゆっくりとした流れの場合は粘性力が強く影響し，層流となる．また，流れが速くなると慣性力の影響が強くなり，乱流となる．

　人の血管の各部位におけるレイノルズ数は上行大動脈で5,000程度で乱流となるが，動脈は100〜900，静脈は200〜600と多くの血管で層流を示す[2]．

コラム　レイノルズ数のリハビリテーション臨床への活かし方

　Reから血管抵抗は主に粘性力によることがわかり，血管拡張を促す薬や運動療法が血圧低下や心負荷軽減に役立つことがわかる．また，Reの式を見ると粘性力より慣性力が流速に大きく影響されることがわかる．このことは，ゆっくり呼吸するとReが低下する，つまり，呼吸する際の慣性抵抗が少なくなり，楽に呼吸ができることがわかる．

（間瀬教史）

心ポンプ機能（心拍出力）と血管抵抗

POINT

心臓のポンプ機能として重要な心拍出量[※1]は，単位時間あたり（通常は1分）に心臓から拍出される血液量であり，前負荷，後負荷，心収縮力に影響される．

[※1] 単位時間あたり（通常は1分）に心臓から拍出される血液量．心拍出量＝心拍数×一回心拍出量．

1 心拍出量と前負荷，後負荷（図①②）

心拍出量は**一回心拍出量**[※2]と**心拍数**[※3]を乗じた値である．心拍出量に影響する因子として心収縮力，前負荷，後負荷がある．このなかで**前負荷**は左室に戻ってくる血液量のことである．心筋，骨格筋は，筋収縮開始時の筋の長さが長いほど強い張力を発生する．左室に多くの血液が戻ってくると心臓は拡張し，心筋は伸ばされ強い張力を発揮しやすくなり，一回心拍出量が増加する（スターリングの法則）．つまり，左室が収縮する前に血液が多く戻ってくれば心筋の負荷が高くなることになり，前負荷とされる．

後負荷は血圧のことである．後負荷を規定する因子のなかで特に重要なのが**血管抵抗**とされる．左室が収縮直後に大動脈弁が開放すると，大動脈と左室の間には仕切られる壁がなくなり，大動脈と左室の血圧が等しくなる．そのため，左室はこの血圧に打ち勝って血液を拍出することになり，血圧が左室にとって抵抗となる．血圧が高いほど心筋の負荷が高くなるため後負荷とされる．後負荷が高いほど一回心拍出量は減少する．

[※2] 一回の心収縮で左心室から駆出される血液量．
[※3] 単位時間あたりの心臓の拍動数．

2 Laplaceの法則と心筋が発生する張力

Laplaceは液体の表面張力に関する式を示している．これを球や円柱のものに適応したものを**Laplaceの法則**という．この法則は心臓の負荷量の理解に用いられ，心室の内腔半径r，心室の内圧P，心臓壁に生じる張力Tの間には

$$T = \frac{Pr}{2} \tag{1}$$

の関係が成り立つ．(1)に心室壁の厚みhを考慮すると，心臓の壁にかかる応力（心筋壁応力σ）を

$$\sigma = \frac{Pr}{2h} \tag{2}$$

で表すことができる．心筋の負荷量を数値化する場合，この心筋壁応力が用いられることがある．応力とは単位面積あたりの力を示す言葉で，**心筋壁応力**は心筋の単位面積あたりにかかる圧力を示す．つまり，心筋壁応力は，心筋が収縮期に発生する張力を表している．(2)の式から心室の内腔半径，心室壁の厚みを一定とした場合，心室が高い内圧を発生するためには心臓壁応力，簡単にいえば心筋のより強い収縮が必要であることがわかる．心臓が拡大し内腔が増加した場合や心室壁が薄

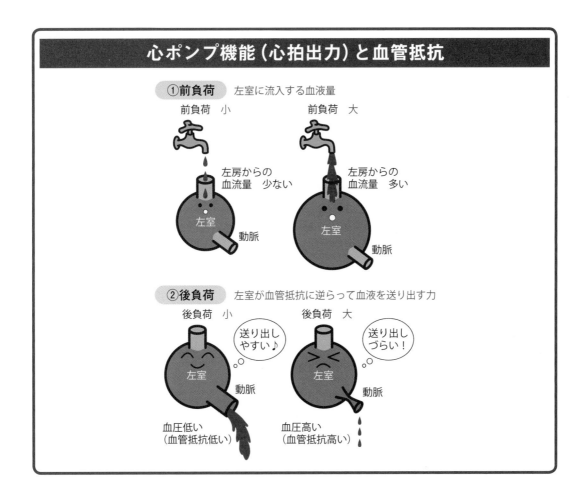

くなった場合にも，心筋はより強い収縮が必要となる．

3 後負荷と前負荷の影響

　(2)の式から血圧（後負荷）が2倍となり，心室の収縮直後に心室内圧が2倍になると心筋壁応力は2倍，つまり心筋は約2倍の強い収縮を行う必要が生じることがわかる．このことから，血圧の変化は心筋の負荷量に大きな影響を与えていることがわかる．

　また，心室容積 V と心室の内腔半径 r の間には，

$$V = \frac{4\Pi r^3}{3} \tag{3}$$

の関係が成り立つ．(3)を変形させると半径は心室容積の立方根に比例することになる．そのため前負荷が増加し，心室に2倍の血液が流れ込み，心室容積が2倍となったとしても，内腔半径は2倍の立方根である1.26倍程度しか増加せず，心筋壁応力，つまり心収縮は1.26程度強くなるだけである．そのため，前負荷と後負荷のうち心臓への負荷により大きな影響を与えるのは後負荷となる．

（間瀬教史）

LECTURE 11-1 温熱・寒冷療法に関連するエネルギー

POINT

ホットパック，パラフィン浴などの温熱療法，アイスパックやアイシングなどの寒冷療法では，熱の移動を治療として用いる．

1 熱の移動方式（図①）

①熱の3つの移動方式

　熱の移動方式には，①高温部から低温部へ熱が伝わっていく「**伝導**」，②流体物質（水や空気）内で高温部が上昇し，低温部が下降しながら移動する「**対流**」，③熱源から熱エネルギーが放たれる「**放射**」の3種類がある．「伝導」は熱い物や冷たい物を直接触ったときに，熱さや冷たさを感じる感覚をもたらすものである．「対流」はお風呂，「放射」は赤外線ヒーターが例であり，日常の生活場面でも活用されているものがあるので確認してみるとよい．

②物理療法への応用

　物理療法では，この3種類にエネルギーを届かせた組織内で熱に変換される「**エネルギー変換熱**」を加えた4種類の熱移動方式に分類することができる．

　ホットパックや**パラフィン浴**の**温熱療法**では，温められたパックを体表に当てることで，皮膚を介して体内に熱を移動させる「伝導」が用いられる．また，**アイスパック**や**アイスマッサージ**の**寒冷療法**では，冷やされた氷や保冷剤を体表に当て，局所に生じた熱感の熱を取り除く作用を有しており，これもまた「伝導」が用いられている．専用の浴槽内に上肢や下肢を浸して四肢に温熱を加える渦流浴・気泡浴では，体表近くの湯の温度が低下し浴槽内の他の部分との温度差が生じることで「対流」が起こる．同様に，冷水に四肢を浸けるアイスバスでは，体表近くの冷水が温められ「対流」を引き起こしている．赤外線療法では，光源から照射部位に対して赤外線が放出され，照射部位が温まる「放射」の熱移動方式が該当する．超音波療法や極超短波療法自体は，熱エネルギーを有していないが，体内にそれぞれのエネルギーが到達した後，組織内で熱エネルギーへと変わることから「エネルギー変換熱」とよばれる．

2 熱移動の法則（図②）

　熱移動においては，「移動前の熱エネルギー量の総和と移動後の熱エネルギー量の総和は一定である」という熱力学の第1法則，「熱の移動は，高温の物から低温の物へ移動し，その逆の移動が自然に起こることはない」という**熱力学の第2法則**がある．

　ホットパックやパラフィンが有する熱エネルギーは，熱力学の第1法則である「熱エネルギーの保存則」に従うが，身体を温める仕事をすると同時に一部が空中へ放散することで治療中に温度が低下する．したがって，これらを再利用するためには，専用の加温庫に戻して熱エネルギーを補充することが必要となる．温熱療法では，熱力学の第2法則に従い，体内よりも高温であるホットパックやパラフィン浴が有する熱エネルギーが生体に移動することで治療効果をもたらす．

　熱の移動には，熱を伝える媒質がもつ熱伝導率（熱の伝えやすさ）※1が大きく関係している．熱

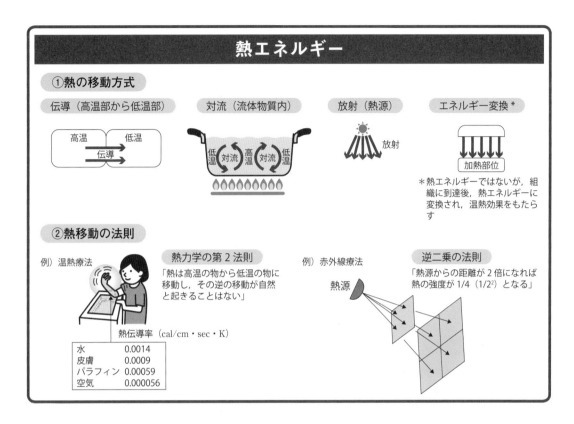

伝導率が大きいとより熱さを強く感じる．そのため，お湯の中に長く手を浸けておくと熱傷を引き起こすこととなる．パラフィン浴では55℃前後のパラフィンを治療で用いているが，熱伝導率が低いため，熱傷を引き起こすことなく治療を行うことができる．また，パラフィンは比熱[※2]も大きいため，冷めにくい性質を有しており，物理療法で使用される媒質である．

※1　単位時間当たりに熱エネルギーを伝達する効率を示す指標であり，熱伝導率が大きいと熱を伝えやすい．
※2　物質1gの温度を1℃上昇させるのに必要な熱エネルギーのことをいう．

3 ┃ 逆二乗の法則

　放射熱の伝わり方としては，熱源から放射エネルギーが均等に拡散する．その結果，熱源からの距離が2倍になれば，エネルギーが拡散する面積が4倍になり，熱の強度は1/4($1/2^2$)となる．この法則を**逆二乗の法則**という．

> **コラム　体温の維持と物理療法**
>
> 　人間の体温は36.5～37.0℃程度であり，熱の産生と熱の放散によって，体温を一定の範囲に留めようとする恒常性を有するが，疾病等で体温の維持が崩れることがある．局所の血流低下によって冷えを感じたときには温熱によって温め，炎症等によって熱をもつときには体温が上がりすぎないように寒冷によって熱を奪う治療をする．組織温を適温に維持することによって，生体が本来有する正常に戻そうとする力を支援することが，物理療法の役割といえる．

（日髙正巳）

LECTURE
11 − 2

超音波療法に関連するエネルギー

POINT
音波による振動刺激は，組織内を温めたり，マイクロマッサージ効果として組織を刺激したりして治療に用いることができる．

1 音波は縦波 (図①)

波には縦波と横波があり，音波は**縦波**に属する．縦波は，波の進行方向と波の山の変化が同じものをいう．音波は空気の振動であり，音源から発生した波が音源の振動に応じて「疎」と「密」を繰り返しながら伝播していくものである．風のように空気が移動して伝わっているのではなく，空気の密度の変化によって伝播するものである．人の耳で聞き取ることができる周波数は，20Hz〜20kHzとされ，それ以上の周波数を**超音波**という．縦波の疎密の繰り返しによる振動刺激をエネルギーとして使用したものが，理学療法の場面で用いられる**超音波治療機器**である．

2 音の伝わりやすさは，周波数ならびに媒介の音響特性インピーダンスによって決まる

周波数の低い音は波長が長く，周波数が高くなると波長は短くなる．戸が開いていると姿が見えなくても人の声が聞こえるように，音波は発生源から広がり，途中に障害物があっても周り込むことができる．この障害物を周り込む性質を「回折」といい，波長が長いと回折が生じやすく，短くなると回折が生じにくくなる．また，回折の程度は，波長と波が通り抜けるスリット (隙間) の幅との関係で決まる (**図②**)．このことは，超音波療法の導子の大きさによって，超音波が深達していくときの範囲が変化することを意味する．

また，音の伝わりやすさは，**媒介する物質**によっても異なる．これは，物質の密度によって音響特性インピーダンスが違うことに起因する．媒質の密度が薄い空気では遅く，密度が濃い鉄等では速いという現象は，日常生活のなかで，電車が接近するときに電車からの直接の音よりも線路を介した音を先に感じる経験から実感できる．

3 音は反射する (図③)

超音波の波は，音響特性インピーダンスが異なる境界面で**反射**する．超音波治療を行う場合，超音波を発生させる導子，そして，皮膚，軟部組織，骨と密度が異なる対象があり，超音波導子と刺激対象の間に空気があると**エネルギーの反射**が生じることになる．

超音波治療を実施する際には，体内に超音波エネルギーが届けられなければ治療効果が得られないため，超音波の導子と皮膚との間に空気が入り込まないように，専用のゲルを用いたり，空気が混じっていない水 (脱気水) を用いたりする．また，皮膚を介して体内にエネルギーが入り，硬い材質の骨表面まで超音波エネルギーが到達すると反射が生じる．このことから，骨までの距離がある部位で深い組織まで超音波エネルギーを到達させたいときには，1MHzの超音波が用いられ，浅層の刺激に留めたい場合には3MHzの超音波を用いる．

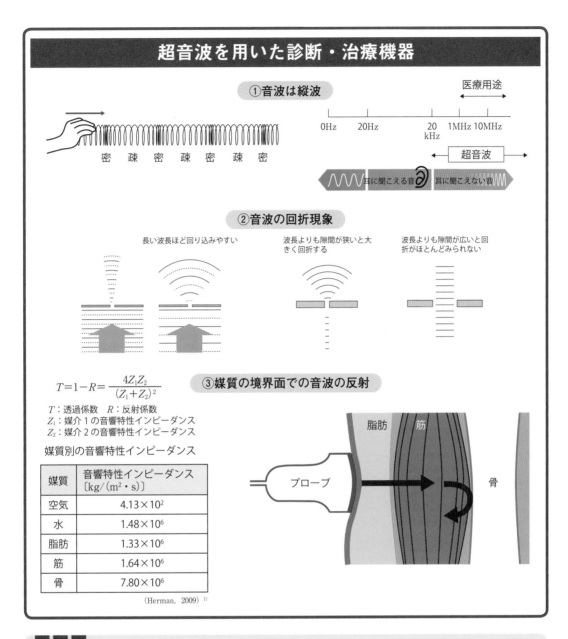

超音波を用いた診断・治療機器

①音波は縦波

医療用途

0Hz　20Hz　20kHz　1MHz　10MHz

超音波

耳に聞こえる音　耳に聞こえない音

密　疎　密　疎　密　疎　密

②音波の回折現象

長い波長ほど回り込みやすい

波長よりも隙間が狭いと大きく回折する

波長よりも隙間が広いと回折がほとんどみられない

③媒質の境界面での音波の反射

$$T=1-R=\frac{4Z_1Z_2}{(Z_1+Z_2)^2}$$

T：透過係数　R：反射係数
Z_1：媒介 1 の音響特性インピーダンス
Z_2：媒介 2 の音響特性インピーダンス

媒質別の音響特性インピーダンス

媒質	音響特性インピーダンス〔kg/(m²・s)〕
空気	4.13×10^2
水	1.48×10^6
脂肪	1.33×10^6
筋	1.64×10^6
骨	7.80×10^6

（Herman，2009）[1]

脂肪　筋

プローブ

骨

コラム　リハビリテーション臨床での活用

　本論では超音波療法を主体に紹介したが，超音波が物質の境界面で反射する性質を活用し，照射した超音波が組織で反射し戻ってくるまでの時間と強度から組織の状態を画像化する超音波画像診断装置や，ドップラー効果を用いることで血流状態を捉える超音波エコーとして活用されている．超音波装置の小型化が進み携帯型の超音波診断装置が開発され，訪問先でも活用できるようになり，その活用の幅は広がってきている．理学療法士自身が，超音波エコーを用いて，皮下の組織を観察しながら理学療法を実施する場面も増えてきている．

（日髙正巳）

LECTURE 11-3 電気刺激療法（低周波）に関連するエネルギー

POINT

電気刺激療法では，部位や目的に応じて刺激時間・刺激強度・刺激周波数などを調整した電気刺激が用いられ，心停止時に用いられるAEDにも電気刺激が使われている．

1 神経の伝達や筋の収縮は電気刺激で起こる（図①）

人の身体は多くの細胞から形成されており，細胞膜によって内外に分けられている．そして，その細胞内外に存在する**イオン**が細胞内外の濃度や電位の違いが生じたときにイオンチャンネルを通って，細胞の内外を行き来することで活動している．人の身体が動くための神経の伝達や筋の収縮も，これらのイオンの移動によって生じている．人の体内で発生している**電気信号**を捉えたものが心電図や筋電図であり，体外から人工的に電位差を生体にもたらす治療が電気刺激療法である．

2 電気刺激療法は体外から機器によって体内に電気刺激を加える治療である

人の身体で疾病等の異常が発生した場合，神経伝達や筋の収縮等に必要な電気信号の伝達がうまく行われないことがある．

そのときに，体外から人体に対して電気刺激を加える．非常に強い電気刺激を加えるものとしては，心臓が停止した場合に，**AED**を用いた電気ショックを加えて心臓の収縮の再開を図ることがある．このように治療にも使われる電気刺激であるが，強すぎる場合には感電死がみられるように，生体の機能を停止させてしまうこともある（**図②**）．

理学療法の場面では，AEDのような強力な電気刺激ではなく，出力を調整した**電気刺激療法**を用いる．そのほかに治療として電気刺激を用いるものとしては，心疾患等の患者に心臓ペースメーカーを埋め込み，人工的な電気刺激によって心臓の収縮を行わせることがある．

3 電気刺激療法のポイント

人の皮膚は，一定の強度の電流でないと通さない不導体である（**図③**）．そのため，電気刺激療法は，部位や目的に応じて，用いる電流波形や刺激強度を調整することが必要である．電気刺激を人体に対して行う場合には，**刺激時間（刺激の幅）**，**刺激強度**，**刺激周波数**がポイントとなる．皮膚の電気抵抗であるインピーダンスは，周波数が高いと低くなり，周波数が低いと高くなる．そのため，高周波電気刺激の場合には出力を高くすることができ，深層に刺激を加えることができる一方，低周波電気刺激の場合には，出力を高くすることができず，表層に近い組織への刺激となる．

刺激時間と反応する神経線維との関係において，神経線維は刺激時間が長い場合でも，一定の強度での刺激が行われなければ反応しない．この最低限の刺激強度のことを基電流という．また，刺激強度を強くすれば，刺激時間が短くても神経線維が反応する．基電流の2倍の電流強度で神経線維が反応する時間のことを時値といい，時値が延長される場合には，神経損傷が疑われるなど，診断の補助や神経障害からの回復状況の把握に活用されることもある．

電気刺激療法に関連するエネルギー

①生体内での電位・電気信号のはたらき

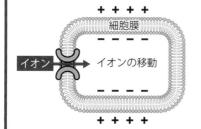

細胞膜

イオン

イオンの移動

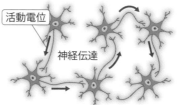

活動電位

神経伝達

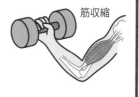

筋収縮

②感電（マクロショックとミクロショック）

電撃の種類	電流値	生体の反応
マクロショック 体表面での感電	1mA	ピリピリ感じはじめる （最小感知電流）
	10〜20mA	手が離せなくなる （離脱限界電流）
	100mA	心室細動
ミクロショック 心臓での感電	100μA	心室細動

③人体組織の電気抵抗率

直流　電圧〔V〕＝抵抗〔Ω〕×電流〔A〕
交流　実効電圧〔V〕＝インピーダンス〔Ω〕×実効電流〔A〕

組織	抵抗率〔Ω・m〕
血液	1.6
骨格筋（筋線維に平行）	1.9
骨格筋（筋線維に垂直）	13.2
脂肪	25
骨	177
皮膚	10^7

(Herman, 2009)[1]

表　代表的な電気刺激療法の種類と治療目的・効果

刺激特性	刺激方法	主とする治療目的・効果
低周波	経皮的末梢神経電気刺激（TENS）	鎮痛
	機能的電気刺激（FES）	麻痺筋の機能再建
	神経筋電気刺激（NMES）	筋力増強
中周波	干渉波（IFC）	位相差を活用し低周波刺激を創出
高電圧	高電圧パルス電気刺激（HVPC）	深層組織への電気刺激
直流	直流微弱電流（MCS）	鎮痛ならびに創傷治癒

　生体に対する電気刺激療法は，体表面に貼付した電極間を電気が流れることで行われるため，電極の貼付位置が近ければ**浅層**を，離していけば**深層**を電気通電することになる．また，電極の大きさはそれぞれの電気密度を規定することとなり，大きさの異なる電極を用いた場合には，小さな電極のほうが電気密度が密となり，刺激電極となる．

4 電気の刺激極性

　電気刺激療法として，最近は，刺激の方向が一方向性になる直流電気刺激療法も用いられる．直流刺激の場合，貼付した電極の特性によって，それぞれの部位での細胞の帯電状況に応じて，対極へ電気誘導されることから，組織の修復に対する理学療法としても注目されている．　　　（日髙正巳）

LECTURE
11-4

レーザー光線照射療法に関連するエネルギー

POINT

人工的なレーザー光線は体内に入り込み，目的とする組織を刺激することで治療効果をもたらす．

1 光線は，粒子をもった波である

　光は縦波の一種とされるが，光の中には**粒子**があることから，音の縦波のように強弱が一定の間隔で生じるわけではない．また，光の広がり方で距離が2倍になると照射面積が4倍となり，強さが1/4になるという**逆二乗の法則**に従う性質がある．

2 レーザー光線は人工光線である（図①）

　可視光線（400〜800nm）と波長が短い紫外線と波長が長い赤外線からなる太陽光線のように複数の周波数を有する光線ではなく，光共振器にエネルギーを加えて特定の周波数の光を人工的に発生させた光線が**レーザー光線**である．複数の周波数を有する太陽光線はプリズムを用いると周波数によって屈折が異なるため，色が分解される．可視光線の部分が分解されて色認知ができるようになると虹のように周波数の順に色が並んで見える．それに対して，レーザー光線は光共振器内の媒質によって，特定の周波数の光線が発生するため，プリズム等を用いても**色分解は生じない**．媒質の組み合わせによって発生する光線の周波数は異なり，ヘリウム（He）とネオン（Ne）を組み合わせたHe-Neレーザー（波長：632.8nm）や，ガリウム（Ga）とアルミニウム（Al）とヒ素（As）とを組み合わせたGa-Al-Asレーザー（波長：800〜830nm）が一般的に使用される．レーザー光線は周波数が単一であり，拡散することなく一定の方向に**直進**する指向性を有する．そのため，通常の光線療法のような逆二乗の法則はあてはまらない．

　太陽光線のように位相が異なる種々の周波数があれば，個々の波が相互に打ち消し合うように干渉し合う．それに対して，レーザー光線は人工的に作られる光であり，発光する位相を合わせることが可能である．その結果，個々の波形の山と谷が干渉し合うことなく揃うため，波形が重ね合わさり非常に強いエネルギーを一点に集中させることが可能となる．

3 レーザー光線の医療への応用（図②）

①レーザーメス

　レーザー光線の光を集中させることで，特定の部位に強力な光エネルギーをもたらす．太陽光を虫眼鏡で一点に集中させることで高温となり，黒い物であれば発火し燃えることを経験した人も多いであろう．それと同じように，レーザー光線もそのエネルギーを特定部位に集中させることで，組織を焼き切る力を発揮し，**レーザーメス**として活用される．

②低出力照射型レーザー

　理学療法の場面では出力をコントロールした**低出力照射型レーザー**（Low-reactive level laser therapy）が使用される．照射部位に黒い斑点等があるとエネルギーの集中が起こる可能性がある

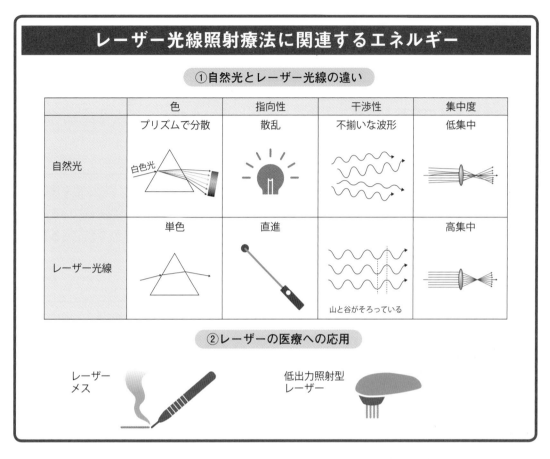

のので注意が必要である．指向性ならびに可干渉性によって，一点に光エネルギーを集中させることができ，深達性が高くなる．そのため，局所の点を刺激することができ，神経節ブロックと類似用の効果をねらって使用されることもある．効果の機序としては，光エネルギーが深部に達することで光化学作用をもたらすとされる．

4 ┃ レーザー光線と類似性の高い光線療法

　レーザー光線と類似した効果をもたらせる光線療法として**直線偏光近赤外線療法**がある．直線偏光近赤外線は，複数の偏光状態にある光の中から直線偏光子フィルターを通過させることで，同じ偏光を有する成分だけが取り出されることでレーザー光線に類似した特性を有する光線となる．レーザー光線とは違うが，特性が類似することからレーザー光線療法の代替手段として用いられる．

コラム　日常生活の中にあるレーザー光線

　身近にあるCDプレイヤーでは，CDディスクにレーザー光線を照射し，その反射情報を復元することで音楽や映像を再生する．レーザーポインターやレーザーマウスといった機器もある．レーザー光線の直進性と伝達速度の速さを活かし，反射時間をもとに距離を測る機器もある．医療で用いられるのは，身近にあるレーザー光線を強力に増幅しただけのものである．

（日髙正巳）

LECTURE
12 - 1

放射線とは

POINT

放射線は，高いエネルギーをもった粒子や電磁波である．医療現場においては，それぞれの特性を活かして検査や治療に用いられる．

1 放射線とは

放射線とは，運動エネルギーをもった**電子**や**陽子**などの粒子や，高いエネルギーの**電磁波**の一種で，**電離・励起作用**，**透過作用**，**蛍光作用**，**写真作用**などの特性を示す．原子核から放出されるものに**アルファ線**，**ベータ線**，**ガンマ線**などがあり，X線管や加速器から放出されるものに**X線**，**電子線**，**陽子線**などがある．

2 医療での利用 (表①)

現在，放射線は診断だけでなく治療にも幅広く利用されている．診断においては，X線による全身各部の撮影のほか，体内に投与され臓器などに集まった**放射性医薬品**から放出されるガンマ線を画像化する**核医学**がある．治療においては，がんの**放射線治療**だけでなく，X線透視下においてカテーテルを用いた各種施術を行う**IVR (Interventional Radiology)** や，放射性医薬品による甲状腺機能亢進症の治療，密封小線源の永久刺入による前立腺がん治療なども行われている．

3 人体への影響について

少量の放射線による**被ばく**は，人体への影響はないか，あっても小さいが，大量の放射線は人体に大きな影響を与える．人体への影響の機序のおおもとは，**DNA**の損傷である．放射線の**電離・励起作用**により，直接または間接的に，DNAの**塩基**部分を損傷したり螺旋構造の**鎖**を切ったりするのが始まりとなる．DNAの損傷は，放射線のみならず**紫外線**や**化学物質**などでも日々多数発生しているが，ほとんどの損傷は，人体に備わった機能で**修復**される．修復に失敗した場合は，その影響が細胞レベルに及び，臓器レベル，個体レベルへと及ぶことになる．

4 人体への影響の分類

人体への影響には，いくつかの分類の仕方があるが，**被ばく線量**と影響の出方との関係による「**確率的影響**」と「**確定的影響**」という分類がある．確率的影響は，文字のごとく，被ばく線量の増加に比例して影響が増加していくもので，これには**発がん**や**遺伝的影響**がある．確定的影響は，組織・臓器の種類や，影響の種類ごとに，被ばく線量の**しきい値**があり，これを超えたときに臨床症状が発生するというもので，**白内障**や皮膚・粘膜の**潰瘍**，**造血障害**などさまざまなものがある．その他の分類の仕方として，被ばくして数日から数週間の間に発症する「**早期影響**」と，数か月から数十年かけて発症する「**晩発影響**」があり，白内障，発がん，**末梢神経障害**などは晩発影響に分類される．

放射線とは

①放射線の種類と特徴

種　別	発生源	構　成	医療での主な用途
X 線	X 線管	電磁波，光子	撮影，治療
アルファ線	原子核内	陽子 2＋中性子 2	治療
ベータ線 （電子線）	原子核内（加速器）	電子 1	治療
ガンマ線	原子核内	電磁波，光子	核医学診断 （シンチグラフィ）
陽子線	加速器	陽子 1	治療
イオン線	加速器	炭素イオンなど	治療
中性子線	原子核内，加速器	中性子 1	治療（BNCT※）

※ホウ素中性子捕捉療法，Boron Neutron Capture Therapy の略

②被ばく線量の例

身の回りの放射線	(mSv※)	医療放射線 （1 回あたり）	(mSv)
自然放射線：空気中，食物中，宇宙線，大地から （世界平均，1 年あたり）	2.4	胸部単純撮影 頭部 CT	0.06 0.9
飛行機による移動 （成田ーニューヨーク，1 往復）	0.1〜0.2	腹部 CT 胃バリウム検診	17 3
障害が発生する可能性がある線量（一度の被ばく）　100 mSv 以上※※			

※Sv（シーベルト）は被ばく線量の単位
※※ 被ばくして体内に損傷が起こっても修復されるため，線量は蓄積（積算）しない．

5 医療現場での被ばく

　医療現場において，被ばくをするのは患者やその介助者だけでなく，**医療スタッフ**も含まれる．患者は直接的に放射線を受けるわけであるが，ほとんどの検査において影響が出るほどの被ばく線量（**表②**）とはならない．放射線治療は，がん組織にダメージを与えるのであるが，その周りの健常組織の線量はなるべく低くなるように（それでも影響が残る場合もあるが）工夫をして照射を行う．**IVR**では，複雑な手技によりカテーテル操作の時間が長引く場合に，**皮膚障害**が発生するような被ばく線量となることがあるため，線量をモニターしながら注意深く施術が行われる．IVRを行う医師は，IVR実施の積み重ねにより体表面や眼の**水晶体**の被ばく線量が高くなる場合があるため，**防護エプロン**や**防護眼鏡**などを用いて線量が低くなるようにしなければならない．

（小山修司）

単純X線の基本原理と実践範囲

POINT

X線は，X線管で発生させる．被写体を透過したX線は，デジタル画像として画像診断システムに取り込まれて利用される．

1 基本原理

X線は，**X線管**とよばれる真空管の内部で発生させる．X線管の**陰極**−**陽極**間に数10〜150kV程度の電圧を加えることによって強い電界をつくり，その中で陰極側の**フィラメント**から発生した**熱電子**を加速し，陽極側の金属（主にタングステン）に衝突させる．このとき電子が失った**エネルギー**の一部がX線となり管外に放出される．X線の束は，**絞り装置**によって適切な大きさに絞られて，被検者に照射される（**図①②**）．被検者に照射されたX線は，体内の組織・臓器の**厚み**や**組成**の違いによって透過の割合を変えながら，光と影のようなかたちで受像器に到達し，X線像となる．たとえば胸部X線画像で肺炎が白く写るのは，肺胞に溜まった貯留液などがX線を遮るためである．

2 画像診断システム

X線の検出について，かつては増感紙とよばれる蛍光板とフィルムを組み合わせたシステムが使用されていた．デジタル化が進み，**イメージングプレート**という検出器を使用した**コンピューテッドラジオグラフィ**の時代を経て，現在では**フラット・パネル・ディテクタ（FPD）**を用いたシステムが主流となってきている．FPDは，縦横方向に細かいサイズの検出器**ピクセル（画素）**が多数，マス目のように並んだ板で，個々のピクセルに蛍光体と電子回路が組み込まれている（**図③**）．X線が入射すると，その信号は瞬時にサーバーに読み込まれ，デジタル画像としてのX線像がサーバーに記録される（**図④**）．診断を行う医師は，サーバーから即座に検査画像を呼び出して，**画像診断**を行えるようになっている（**図⑤**）．

3 胸部・腹部撮影

単純X線撮影は，CTなどに比べ，少ない**被ばく線量**で短時間に検査が終了する．

胸部の撮影では，**肺炎**や**肺がん**，**結核**，**気胸**などの診断に加え，**心胸郭比**の計測により心拡大の程度を調べたりする．横隔膜を含めて撮影するので，立位像では**胸水**の存在をみることもできる．腹部の撮影は，各種臓器の異常や，**イレウス**，**尿管結石**などが確認できる．

4 骨・関節の撮影

頭部から四肢の先まで，また，脊椎骨なども撮影の対象となる．頭部の撮影では，**内耳**の構造や**視神経孔**など骨内の構造物を撮影する場合もある．また，一つの撮影部位について正面，側面，斜方向で撮影しブラインドスポットをなくすようにする．関節の撮影時には，道具を使用して負荷をかけて撮影（**ストレス撮影**）する場合もある．また，歯科においては，フィルムや検出器を歯牙の

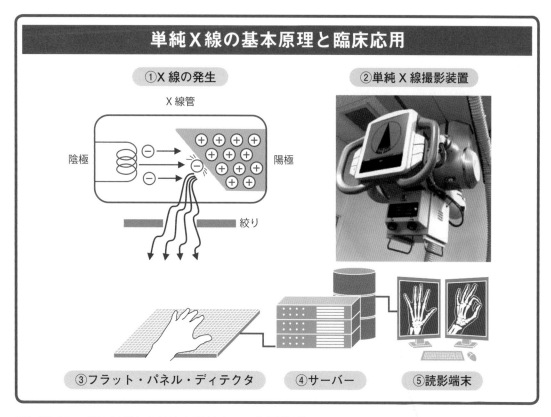

単純X線の基本原理と臨床応用

①X線の発生

X線管

陰極　　　陽極

絞り

②単純X線撮影装置

③フラット・パネル・ディテクタ　④サーバー　⑤読影端末

裏に当てて，顔の外側からX線を照射する**口内撮影**が行われている．

5 │ 医療施設以外での撮影

　医療施設以外でも，X線を使用した検査が行われている．これには，検診車で行われる健康診断があり，**胸部撮影**のほか，**マンモグラフィ**，バリウムによる**胃**や**腸**の**造影検査**が有名である．一部の地域では，トラックにX線CTを搭載して肺がん検診を行っている例もある．また，病状により家から出ることが困難な被検者について，医師，歯科医師の指示を受け，**在宅医療**でX線撮影を行うこともある．

コラム　診療放射線技師がうまくX線画像を撮影するコツ

　撮影対象の骨や関節の立体構造を理解し，体の動かし方による投影像の変化をイメージすることが撮影の基本である．しかし，実際の撮影現場では，被検者に不安定な姿勢をとらせたり，疾病に関連した苦痛を伴わせたりする可能性もあるため，被検者，特に高齢者とは事前にしっかりコミュニケーションをとり，保持具を活用したり，介助者に保持を依頼したりして安定した姿勢で撮影を行うことが，撮影部位の動きによるブレをおさえ，診断価値の高い画像を撮影するコツとなる．このことは，撮影現場での事故を未然に防ぐことにもつながる．リハビリテーション専門職を目指すみなさんには，人の体の動かし方や，無理のない姿勢のとり方などの情報共有を，多職種間で行うような取り組みを期待する．

(小山修司)

LECTURE 12-3 CTの基本原理と実践範囲

POINT

CTは，360°方向からの投影データを逆投影して断層像を得る．取得したデータから，任意断面や三次元の画像再構成が行われる．

1 基本原理

　撮像においては，X線管と対向した検出器の間に被検者に入ってもらい，X線管と検出器を1回転させ，一定間隔の角度毎に**投影データ**を収集する（**図①**）．収集が終わったら，各角度からの投影データを，X線が通ってきた方向に戻して**加算**することによって，被検者の**断面像**が得られる．これを**画像再構成**とよぶ（**図②**）．実際の画像再構成では，再構成時の画像の誤差を修正するため，投影データに**フィルター処理**が施される．

2 スキャン方式（図③）

　開発当初の装置では，X線管への電源の供給と検出器からの信号伝送のための電線があったため，1スライス収集するときに右に1回転スキャンを行うと，被検者の載る寝台を体軸方向に移動させ，左に1回転スキャンを行い，また寝台を移動して右に1回転スキャンを行うというように，スキャンが交互に行われていた（**ノンヘリカルスキャン**）．現在では，スリップリングという電車のパンタグラフのような仕組みで電力を供給し，検出器からのデータは，無線データ通信を行うことで，X線管の高速回転と同時に寝台を移動する形式（**ヘリカルスキャン**）になっている．これにより，1回の息止めで肺の全体が撮像できるなど，**高速撮像**が可能となっている．

3 臨床での応用（図④）

　全身の臓器・組織の診断に用いられる．体軸方向に連続して得られた投影データから，任意断面の画像再構成を行うことができ，さらに，**三次元画像再構成**により，骨折の状態や関節の観察など単純撮影では観察しにくいものの読影を詳細に行うことができる．また，造影CTでは，**造影剤**の**静脈**からの注入により腫瘍や血管の異常を明瞭に観察することが可能である．

　急性期の**脳出血**では，血液成分がX線を多く**吸収**するため，造影剤なしで出血部位が明瞭に観察でき，脳卒中におけるX線検査のファーストチョイスとして用いられる．なお，急性期脳梗塞では，梗塞部位と正常部位との濃度差が出にくく，MRIのほうがその検出に優れている．

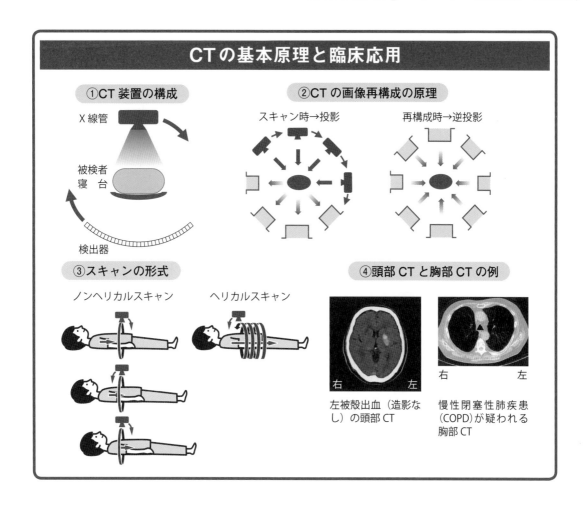

CTの基本原理と臨床応用

①CT 装置の構成

X 線管

被検者
寝 台

検出器

②CT の画像再構成の原理

スキャン時→投影

再構成時→逆投影

③スキャンの形式

ノンヘリカルスキャン

ヘリカルスキャン

④頭部 CT と胸部 CT の例

右　　左

左被殻出血（造影なし）の頭部 CT

右　　　左

慢性閉塞性肺疾患（COPD）が疑われる胸部 CT

4 CTガイド下生検，CTコロノグラフィ

　肺の腫瘍などに対し，CTを用いた生体組織検査のための**組織採取（バイオプシ）**が行われる．この場合，**低線量**のX線を用いて，寝台は動かさず，同じところでスキャンを繰り返して行う．高速な画像再構成により，ほぼリアルタイムで横断面上における**針**と**対象組織**の位置を確認しながら操作を行うことができる．

　CTコロノグラフィとは，CTを使用した**大腸**の検査で，従来，バリウムと空気を用いて行っていた**注腸検査**の代わりとなるものである．CTコロノグラフィでは，バリウムは使用せず，**炭酸ガス**のみを注入して適度に大腸を膨らませてスキャンを行う．炭酸ガスを使用するのは，空気より早く体内に吸収するため被検者に負担が少ないからである．三次元画像再構成を行い，大腸内壁を立体的に観察できる（**仮想注腸像**）．また，内視鏡で観察するように見られる**仮想内視鏡像**や，腸管を開いて観察する**仮想展開像**なども表示できる．

（小山修司）

LECTURE 12-4 MRIの基本原理と実践範囲

POINT

MRIでは，静磁場で向きを揃えた水素原子に，ラジオ波パルスを加えて倒し，戻ってくるとき放出される信号を利用して画像をつくる．

1 基本原理 （図①）

人体内にある水分子中の**水素原子**に着目すると，その原子核 (**プロトン**) は核内の電荷とともにコマのように自転 (**スピン**) しているため，磁場がつくられ，棒磁石のような状態になっている．この状態を**磁気双極子**とよぶ．個々の磁気双極子は，普段はバラバラの方向を向いているが，体外から1.5Tや3Tといった強さの磁場 (**静磁場**) をかけると，向きが揃うことになる．ここに，外部から一定の周波数 (**共鳴周波数**) の**ラジオ波 (RF) パルス**を加えると，磁気双極子がはじかれ，倒れかけたコマのように回転を続ける．この状態から，元の状態に戻る際に発する電波をアンテナ (**受信コイル**) で収集することでMR信号を得る．

体外から，さらに**グラジエントコイル**による傾斜磁場をかけて，体内の位置ごとにRFの**周波数**や**位相**を微妙に変化させ，その違いからMR信号の場所を特定し，任意の断面の画像再構成を行う．

2 MR画像の種類 （図②）

T1強調画像では，脂肪や骨髄，筋肉などが高信号となり (明るく表示)，**T2強調画像**では，水や脳脊髄液が高信号となる．T2強調画像では，脂肪も水に次いで高信号となる．病変と脂肪が近接して判別しにくい場合は，**脂肪抑制**を行って，病変を浮き立たせることもできる．また，**FLAIR画像**は，T2強調画像の脳脊髄液の信号を落とした画像で，脳室付近の病変の観察に役立つ．**拡散強調画像**では，動きの制限された**水**を強調するため，浮腫の描出に有効である．この他にも，RFパルスのかけ方や信号を受信するタイミングを組み合わせた，いろいろな撮像法がある．

3 臨床での応用

MRIは，組織間のわずかな組成の違いを描出できるため，頭部では，脳の**白質**と**灰白質**を判別することができる．特に，急性期脳梗塞では，拡散強調画像において，梗塞部位を高信号で観察することが可能である．前述したように，拡散強調画像が動かない (拡散しない) 水を高信号で表示する手法であり，梗塞による**細胞性浮腫**で脳細胞に取り込まれた動けない水が高信号となるためである．

MRIでは，造影剤を用いる場合もあるが，造影剤を用いないで脳血管を描出する**MR血管撮影 (MRA：MR Angiography)** という手法があり，**未破裂脳動脈瘤**の早期発見に有効である．脊髄においては，矢状断面において，**椎間板ヘルニア**による**脊髄**の圧排状態を明瞭に観察することができる．体幹部の各種臓器では，**心電図同期**や**呼吸同期**を行い，同位相時のデータを積み重ねて取得することによって，三次元に加え時間変化も加わった**四次元画像**を動画として取得することも可能

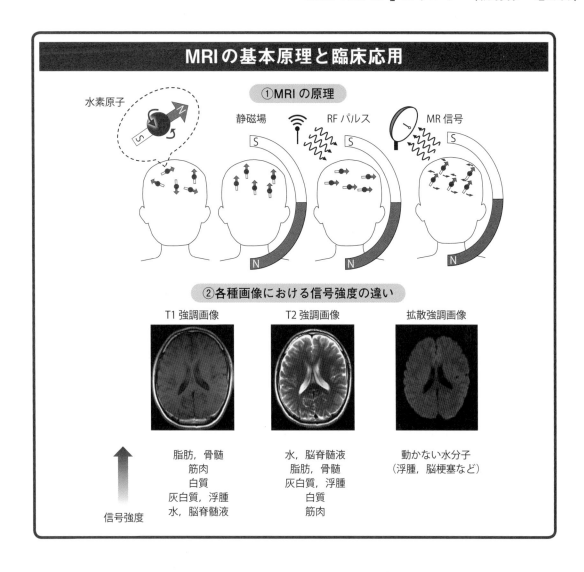

MRIの基本原理と臨床応用

①MRIの原理

水素原子　静磁場　RFパルス　MR信号

②各種画像における信号強度の違い

T1強調画像　　T2強調画像　　拡散強調画像

信号強度

脂肪，骨髄
筋肉
白質
灰白質，浮腫
水，脳脊髄液

水，脳脊髄液
脂肪，骨髄
灰白質，浮腫
白質
筋肉

動かない水分子
（浮腫，脳梗塞など）

である．また，胆囊・膵胆管の水を描出するのに，T2強調画像による**MR胆管膵管撮影（MRCP：MR Cholangiopancreatography）**という手法も有効である．

　その他に，単純Ｘ線画像では判読できない筋，腱，靱帯の損傷範囲確認などにも適している．

4 MRI特有の注意点

　一般的なMR装置では，静磁場をつくるのに**超伝導磁石**を用いており，装置に電源が入っていないときでも強力な**磁力**を保持している．この近くにうっかり**磁性体**を近づけると，激しい勢いで**吸引**される．過去においては，**酸素ボンベ**の吸引により打撃を受けた小児が死亡する事例も起こっており，**はさみ**などの小さいものも含め，**MR対応**のもの以外は検査室に持ち込んではならない．被検者の**体内金属**も注意すべき点であるが，近年では磁性をもたない**チタン製**のものに置き換わっており，**ペースメーカー**なども条件付きではあるがMR対応のものが使用されている．

（小山修司）

LECTURE 13-1

発声・発語器官のメカニズム

POINT

肺・気管から送り出された呼気が声帯を振動させて声帯原音が生じ，咽頭で呼気を制御，口腔で共鳴周波数を変化させ，口唇から放出される.

音声は，音の一種であって音の物理的特性（周波数や音圧の時間的変化）を利用して情報を伝えるツールである．この物理的特性（音響特性）をつくり出すのが発声・発語器官であり，大脳からの指示によって，これら器官の形状を連続的に変化させることで情報が生成・放出される.

1 発声・発語器官

発声・発語器官とは，人間が声を発するために用いる器官の総称である．音声は，肺から気管を経て送り出された呼気が**声帯**を振動させ，そこで生じた声帯原音を口腔や鼻腔で共鳴させることで生成される母音などの有声音と，口腔内につくられた狭い空間を通過することで生じる広帯域の雑音状の音を音源とする無声音で構成される（**図①**）．これらのプロセスに関わるのが発声・発語器官である（**図②**）．また，声帯から口唇までの空間を「声道」という．この「声道」の形状は舌や顎の動き（口の開き方）によって大きく変化させることができ，さまざまな音響特性をもった音（音声）を発することができるのである.

2 音源

有声音では，肺から送られてきた空気が声帯の隙間を通過することでハモニカやアコーディオンなどの楽器に使われているリードと同様な動きをすることで**振動音（声帯原音）**が発生し，声道の形状によって特定の周波数が強調された音が放出される．声帯は成人男性で15～21mm，女性で10～15mmほど[1]の中央に切れ目の入った膜のような形状で，この長さで声の高さが決まる．この長さは男女で異なり，変声期を境に大きく変化するが，つねに一定というわけではなく声帯の周囲にある筋肉によって張り具合を変化させることができる．これにより，声の高さは一定の範囲内で意識的に変化させることができ，歌唱が可能となる.

また，声帯を振動させないで発声する音源は，狭めた隙間に空気を通過させることで雑音を発生させた**摩擦音**（「さ」行音などの子音部分）や，口腔内に一時的にためておいた空気を一気に吐き出すことで発生させる**破裂音**（「ぱ」行音などの子音部分）などである.

3 声道

声道は，声帯の上側から口唇までをいい，あまり形状が変化しない咽頭部分と大きく変化する口腔部分で構成される．口腔内では舌の位置を移動させ舌自体の形状を変化させることで空洞をつくり，同時に顎の開閉を行うことでそれぞれの周波数で共鳴させることができ，特定の周波数（フォルマント周波数）が強調された音声が生成されるのである．また，軟口蓋の口蓋帆が上下することで鼻腔への呼気流入を制御しており，鼻音（「ま」「な」行音など）の生成に関与している.

発声・発語器官のメカニズム

①発声器官の断面略図（図中の点線は空気の流れ）

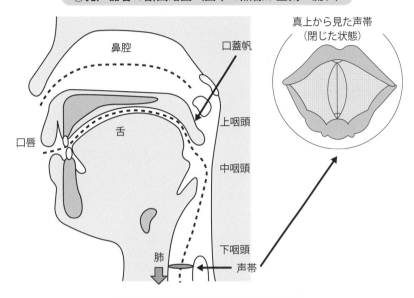

真上から見た声帯
（閉じた状態）

鼻腔　口蓋帆

上咽頭

口唇　舌

中咽頭

下咽頭

肺　声帯

②発声・発語に関わるおもな器管

器官の名称	各器官のはたらきと物理的なはたらき
肺・気管	発声・発語に必要な呼気を送り出す．
喉頭（声帯）	声帯部分で有声音の音源となる声帯原音を発生させる．
咽頭	口蓋帆が上下することで上咽頭から鼻腔への呼気流入を制御する． 舌の動きにより，中咽頭部分の空洞形状を変化させる．
口腔	舌の形状や位置・顎の開閉によって口腔内での共鳴周波数が変わり，フォルマント周波数を変化させる． 口腔内の狭めや舌による閉鎖によって呼気の流出を制御し，「た」「か」行音などの子音部音源となる広帯域雑音を発生させる．
口唇	口唇の狭めや閉鎖によって呼気の流出を制御し，「ぱ」行音などの子音部音源となる広帯域雑音を発生させる．

コラム 言語聴覚士と音声学

　病的音声を扱う言語聴覚士にとって，発声・発語時における口腔内の状態を把握することは大変重要である．声帯の動きは内視鏡，部位によっては超音波などによって，ある程度は観察可能であるが，舌などのダイナミックな動きを視覚的に捉えるのは大変難しい．そこで，アウトプットである音声の変化から発声・発語器官の動きを推測することができれば治療・訓練に向けて大きな情報を得ることができる．音声学において学習する発声・発語器官の動き（構音）と音声の音響的特徴との関係をもとに，自身の聴覚的経験をも動員して患者さんの音声を分析することで，病的音声の問題解決につなげることが可能となるのである．

（米本　清）

音声生成のメカニズム（音の共鳴と伝達）

LECTURE
13 - 2

POINT
母音や有声子音は，声帯原音が声道で共鳴することにより生成される．無声子音は，口腔内を狭めたり口唇を閉鎖したりして生成される．

1 母音と有声子音の生成

①声帯原音（図①）

音が発せられるには何らかの音源が必要であるが，音声のなかで**母音**や**有声子音**（「な，ま，や，ら，わ，が，ざ，だ，ば」行の子音部分）の音源となるのは**声帯原音**である．その動作は，閉じた状態の膜（声帯）が，肺からの空気圧が上昇することでやがてその圧力に負けて開き，膜の隙間を空気が通過し，肺からの空気圧が下がったところで再び閉じるという動きを1秒間に150〜250回程度繰り返すというものである．この動きによって膜が振動し，音源となる音（声帯原音）が発生するのであるが，その音には多くの倍音成分（基本周波数の整数倍の周波数の音）が含まれている．

発声の強さによるが，通常の発話では1オクターブあたり12dB程度減衰するような周波数特性をもっている．この「声帯原音」の周波数を基本周波数あるいはピッチとよび，声の特性のなかで「高さ」という特徴をつくり出している．

②声道での共鳴（図②）

声帯で発生した音源は声道を通過することで周波数特性を変化させられるが，ここでは「**共鳴**」という現象が起きている．この共鳴とは，音の波長と通過する空洞の長さによって，特定の周波数が強調されるという現象であり，声帯から口唇および鼻腔によって生じ，おもに口腔の開閉や舌の動きによって大きく変化させられる．声道を単純な1本の筒とみなすと，17cmほどの管が声帯の上に載っていると考えられる．共鳴現象は管の長さが1/4波長およびその奇数倍の周波数で生じるので，この管で共鳴する第1共鳴周波数はおよそ500Hz〔波長17cm＝（音速340m/周波数500Hz）/4〕となる．

実際には，舌などで途中に狭めをつくることで，複数の共鳴空が連なった構造になっていると理解でき，その形状が時間軸上で高速に変化することで複雑な音響特性をつくり出しているのである．さらに，口唇から放出される際には1オクターブあたり6dBで強調（放射特性）され，音声として放出される．

この共鳴現象によって強調された特定の周波数が変わることで，異なる母音が生成されることになり，この強調された周波数は低い側から順に第1フォルマント（ホルマント）周波数，第2フォルマント周波数…と称される．

③鼻腔での共鳴

「ま，な」行などの発声では，発話時には通常閉じられている口腔と鼻腔の間が開放され，**鼻腔**でも共鳴が起きる．これにより声道の途中に分岐ができることになり，鼻孔からの音声放射は相対的に小さいことから共鳴周波数成分を吸収するようにはたらいて，特定の周波数成分が減衰させら

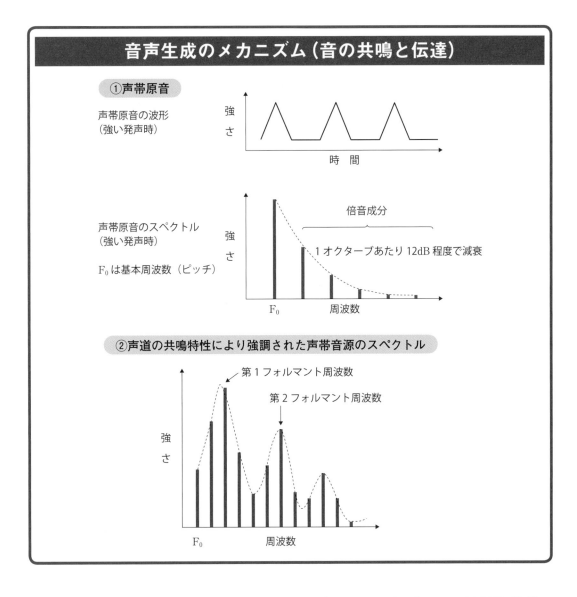

音声生成のメカニズム（音の共鳴と伝達）

①声帯原音

声帯原音の波形
（強い発声時）

声帯原音のスペクトル
（強い発声時）

F_0 は基本周波数（ピッチ）

倍音成分

1 オクターブあたり 12dB 程度で減衰

②声道の共鳴特性により強調された声帯音源のスペクトル

第 1 フォルマント周波数

第 2 フォルマント周波数

れた部分が生じる．これをアンチ・フォルマントとよぶ．これら一連の動きは，原音信号が複数の
バンドパスフィルタ（帯域通過フィルタ：ある周波数を中心とした一定の周波数幅の成分のみを通
過させるフィルタ）を通過することで周波数特性を変化させているモデルに置き換えると理解しや
すい．

2 ▎無声子音の生成

　無声子音は，音によって異なるが「さ」行（摩擦音）の子音部分は口唇や口腔内の狭い通路に呼気
を通過させたときに生じる音であり，「ぱ，た，か」行（破裂音）の子音部分は口唇を閉鎖して圧を
高めた呼気を急激に放出することで生じる衝撃音の一種である．

　これらの子音と母音の組み合わせによって（母音のみの音節も含めて）単音節が構成され，さら
にこれらをつなげることによって単語，文を構成して発語されることになる．　　　　（米本　清）

LECTURE 13-3 音声の音響分析と特性

> **POINT**
> 音声は他の音と同様に波形で表現できるが，経時的な周波数特性の変化が重要である．そのため，音響分析はサウンド・スペクトログラムという手法で行われる．

1 音声を分析するには

　音声も音の一種であり，その音圧が時間的に変化するという点では，他の音と同様に**波形**として表現する．そして，FFT（Fast Fourier Transform）などの手法を使用すれば時間軸で表現された波形を**周波数軸上のスペクトル**に変換して表現できる点も同じである．**図①**は男性および女性が発声する日本語5母音のおおよそのフォルマント周波数を示したものである．

　しかしながら，音声は時間的な周波数特性の変化が特に大きな意味をもつため，強さ軸，周波数軸，時間軸の3次元で表現することが求められる．そこで，音声の音響的特徴を表現する方法として「**サウンド・スペクトログラム**」という手法が使われる．これは縦軸に周波数，横軸に時間，そして色（あるいは濃さ）で強さを表すものであるが，強さについては厳密には表現できないものの時間的な変化を視覚的にわかりやすく表現できる方法である．

　初期のサウンド・スペクトログラム分析装置は，分析しようとする数秒間の音声をバンドパスフィルタを通過させて得られた信号の強さを時間軸上で色の濃さとして記録するといった作業を，バンドパスフィルタの中心周波数を順次変化させながら繰り返し記録することで分析した．

2 サウンド・スペクトログラムの見方

　図②は3音節の単語，「きつね」と「マイク」を分析したものである．

　FFT分析によるスペクトル表示では周波数ごとの強さはわかりやすいが，時間による変化の情報はなくなってしまう．これに対してサウンド・スペクトログラムでは，**子音部分での周波数の広がり**や**フォルマント周波数の変化**が視覚的によく表現されていることがわかる．「マイク」の発話では母音の「あ」から「い」に母音が移行するときの第1および第2フォルマント周波数の動き（図中点線で示した）がよくわかる．

　なお，横方向の縞は音声の基本周波数とその倍音成分に相当する．この縞が周波数の高いほうに広がりながら変化しているのは，基本周波数（ピッチ）が高く変化しているということであり，逆に縞の間隔が狭まりながら周波数の低いほうに変化しているのは，声が低くなっているということである．

　通常の発話では，この基本周波数を変化させることで感情を表現したり，「飴と雨」，「橋と端」などの同音異義語を言い分けるための情報伝達手段として使われたりする．

音声の音響分析と特性

①日本語5母音のフォルマント周波数

男性および女性が発声する日本語5母音のおおよそのフォルマント周波数を示したもの．横軸が第1フォルマント周波数，縦軸が第2フォルマント周波数である．なお，これらの周波数は個人差が大きい．

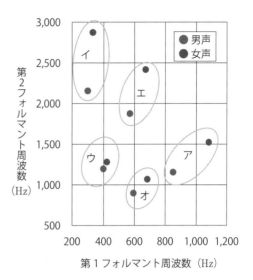

②サウンド・スペクトログラムの見方

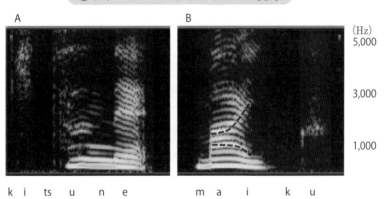

A　　　　　　　　　　B

k i t s u n e　　　m a i k u

Aは「きつね」，Bは「マイク」と発声（女声）したときのサウンド・スペクトログラム．
Bでは「マイク」の母音が「あ」から「い」に移行するときのフォルマント周波数の
　動きがよくわかる（色点線）．
〔音源：補聴器適合評価用 CD（TY-89）：3音節単語表より〕

（米本　清）

発声の障害と音響的特性

LECTURE
13 - 4

POINT

発声器官の障害によってうまく発声ができない場合，たとえば嗄声（声がれ）であれば，健常音声には生じない広帯域の雑音が含まれる．

---

1 発声の障害

発声器官の障害によって，うまく発声できない人が存在する．その原因はさまざまであるが，発声された音を分析することで，治療や訓練につなげられる可能性がある．言語聴覚士などの専門家が聴いて評価するのが一般的であるが，必ずしも音声の評価に慣れているわけではない．そこで，客観的な音声評価を検討すべく，専門家による評価と対応させながら音声評価が可能な手法に関わる研究が進められている．

2 さまざまな研究報告

第1フォルマント周波数と第2フォルマント周波数間の強度差，母音の調波成分と雑音成分の割合あるいは子音部分の2.5kHz以上の雑音成分が側音化構音音声を特徴づけているといった報告もあるが，十分な検証はまだなされていない．また，水田ら[2]によれば**ケプストラム音響分析**により重度嗄声に対しても信頼度の高い判別が可能であったとしている．

3 日本語5母音のサウンド・スペクトログラム

日本語5母音について，正常発声と**嗄声**と診断された人の声をサウンド・スペクトログラムにて分析・比較したものが**図①**である（横軸である時間軸は適宜調整した）．嗄声とは，「枯れたような声（声がれ）」と表現され，日常生活内での喫煙，飲酒，大声の出しすぎなどや，風邪，声帯ポリープ，喉頭がんといった疾患が原因となる．**図①-B**からもわかるように，嗄声の母音は全体的にフォルマントに雲がかかったように見えるのが特徴である．これは，健常音声では母音発生時に生じない**広帯域の雑音**が含まれているためである．

4 子音のサウンド・スペクトログラム

母音と同様に子音の音響的特徴をサウンド・スペクトログラムで比較してみる．破裂音は，声道内で呼気流を一時的に止めてから急に開放することで生じる音であるが，ここでは口形にあまり差がない無声破裂音である「か」と「た」の分析結果を**図②**に示した．「か」音の子音部分は「た」音に比べて低い周波数成分が強く，持続時間も長いことがわかる．また，同じ破裂音である「ぱ」音では高い周波数成分が強く，持続時間がさらに短いのが特徴である．これらは，舌によって呼気流を止めておく位置によって口腔内にできる共鳴空の広さが関係している．**図③**は，摩擦音の「さ」と「し」の分析結果を図に示したものである．摩擦音は，口腔内の狭めに呼気を通過させることで生じる音である．これらはともに「さ」行音であるが，「さ」音は，「し」に比べて周波数の高いほうに集中しており，持続時間は短いことがわかる．これも狭めの位置によってつくられる共鳴空間の広さが異

発声の障害と音響的特性

①日本語5母音のサウンド・スペクトログラム

A：正常者の発語〔音源：補聴器適合評価用 CD（TY-89）：単音節語表より〕
B：嗄声患者の発語〔音源：動画で見る音声障害（日本音声言語医学会）CD より〕

②子音「か」「た」のサウンド・スペクトログラム

〔音源：補聴器適合評価用 CD（TY-89）：単音節語表より〕

③子音「さ」「し」のサウンド・スペクトログラム

〔音源：補聴器適合評価用 CD（TY-89）：単音節語表より〕

なることで生じる違いである. 　　　　　　　　　　　　　　　　　　（米本　清）

聴覚器官のメカニズム

POINT

聴覚器官（耳介・外耳道・鼓膜・耳小骨・蝸牛）は，空気の振動（音・声）を生体電気信号に変換して大脳に伝える.

1 聴覚と聴覚器官

人間の五感のひとつである「**聴覚**」は，空気の振動を通して音を感受する知覚機能である．空気の振動（気圧の変動）という物理的現象を生体電気信号に変換して大脳に伝える役割を担うのが**聴覚器官**で，耳介・外耳道・鼓膜・耳小骨・蝸牛で構成される.

2 聴覚器官のメカニズム（図①）

まず**耳介**で音響エネルギーを集め，20〜25mmほどある**外耳道**の共鳴特性を利用して特定の周波数成分（4,000Hz付近）を強調して**鼓膜**を振動させる.

空気が振動しているということは気圧が高速で変動しているということであり，空気中の分子（およそ80%の窒素分子と20%の酸素分子の混合物）が動き回ることで生じる現象である．重さのある分子が運動しているので，これらはエネルギーをもった状態であり，何かに衝突するとそのエネルギーは熱に変換されたり衝突した相手にエネルギーを伝達したりする.

聴覚末梢では，このエネルギーを鼓膜面（55mm^{2}程度）でより多く受け止め，振動として中耳側で接している**ツチ骨**という小さな骨に伝え，**キヌタ骨**，**アブミ骨**を介して**蝸牛**の卵円窓という部分を振動させる．蝸牛は，リンパ液（物理的性質は，ほぼ水と同じと考えてよい）で満たされ，全長約30mm（約2.5回転）のカタツムリの殻のような形状で基底膜を挟んで2階層に分かれている．**耳小骨（ツチ骨・キヌタ骨・アブミ骨）**から伝わってきた振動は，この中で生体電気信号に変換され，聴神経を経て聴覚中枢に伝えられる.

3 耳小骨がてこの原理で鼓膜の振動を増幅させる（図②）

前述のように面倒な過程を経るのは，空気という密度の低い物質から水のような密度の高い物質に音響エネルギーを伝えようとすると，そのままでは0.1%程度のエネルギーしか伝えることができず，その多くが跳ね返（反射）されてしまうからである．これは，水中に潜ったときに周囲の音が極端に小さく聞こえるという経験に対応している．さらに，部屋の窓を閉めると屋外の騒音がかなり軽減される，二重ガラスの窓では遮音効果が大きいといった身の回りで感じている現象も，空気を伝わってきた音を相対的に密度の高いガラスが反射しているからである.

聴覚末梢ではより多くの音のエネルギーを集めて感度を高める必要があるため，鼓膜と耳小骨が極端に密度が異なるものの間に入ることで**てこの原理**によってエネルギーを効率よく内部に伝えることに貢献している.

つまり，耳小骨は鼓膜の振動をてこの原理によって増幅させ，密度の差によるギャップを小さくして内耳に伝えているのである（☞LECTURE3-2, 8-1）.

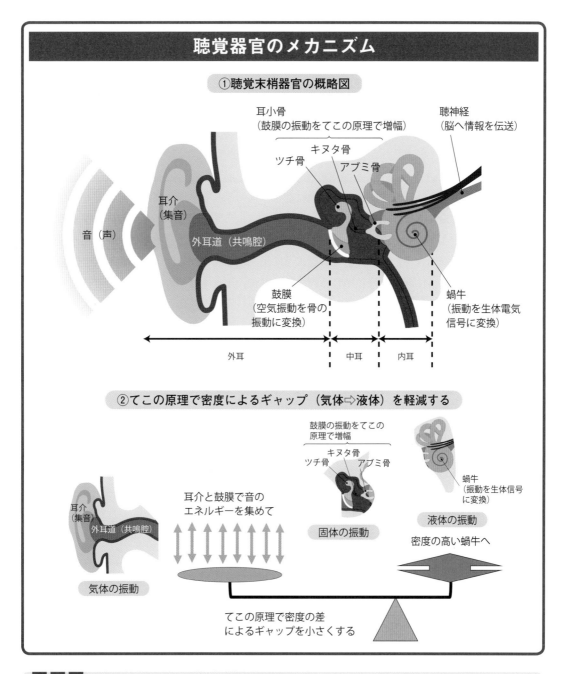

聴覚器官のメカニズム

①聴覚末梢器官の概略図

耳小骨
（鼓膜の振動をてこの原理で増幅）

聴神経
（脳へ情報を伝送）

キヌタ骨

ツチ骨　アブミ骨

耳介
（集音）

音（声）

外耳道（共鳴腔）

鼓膜
（空気振動を骨の
振動に変換）

蝸牛
（振動を生体電気
信号に変換）

外耳　　中耳　内耳

②てこの原理で密度によるギャップ（気体⇨液体）を軽減する

鼓膜の振動をてこの
原理で増幅

キヌタ骨

ツチ骨　アブミ骨

蝸牛
（振動を生体信号
に変換）

耳介と鼓膜で音の
エネルギーを集めて

耳介
（集音）

外耳道（共鳴腔）

固体の振動

液体の振動

密度の高い蝸牛へ

気体の振動

てこの原理で密度の差
によるギャップを小さくする

コラム 　言語聴覚士が対処する難聴の種類

　難聴には伝音難聴と感音難聴がある．前者は中耳炎など，外耳〜中耳の疾患によって振動を内耳に効率よく伝達できなくなり，60dB HL以内の難聴となる．後者は伝達された振動を生体電気信号に変換する内耳や，その信号を脳に伝える神経経路の疾患によって生じ，音が歪んで聴こえるという特徴をもつもので，老人難聴も含まれる．重篤例では100dB HL以上の難聴となる．　　　　（立石雅子）

（米本　清）

音環境と聞こえ

POINT
聞きたい音（目的音）と雑音・騒音（妨害音）の割合によって，音環境の質と聞こえやすさが変わる．

1 音環境の影響

　私たちは，音の強さや周波数成分を時間的に変化させることで音にさまざまな情報を乗せ，この音響信号を使ってコミュニケーションをとっている．これらを邪魔する音が同時に存在する際，それを**雑音や騒音**とよんで相対的にできるだけ小さくすることで**目的とする音**を快適に聞き，そこに含まれている情報をできるだけ多く得られるように工夫する．しかし，この騒音や雑音は必ずしもすべての人が同じように邪魔な音と感じるわけではなく，たとえばある人にとってはすばらしいと感じる音楽も，別の人にとっては不快な音として捉えられることがある．さらに，個人の心的状況によっては，普段心地よいと思われる音でも時には不快に感じることがある．このように音の聞こえにはさまざまな要素が大変複雑に関わっており，簡単には説明できない．

2 目的とする音と妨害する音（図①）

　目的とする（聞きたい）音＝目的音を **S（signal）**，妨害する音＝妨害音を **N（noise）** とし，両者の割合で音場※1の質（聞きやすさ）をS/NあるいはSN比として表現することがある．SとNのレベルが同一であれば0dBであるし，SがNの10倍であれば10dBとなる．通常，それぞれの音圧はdB SPL※2で示されることから，実際の計算では引き算になる．

※1　音が広がる空間．
※2　音圧のレベルを表す．SPLはsound pressure levelの頭文字．

3 目的音自体が妨害音になる（図②）

　音声による情報伝達を妨害するものは必ずしも外部で発せられる騒音だけではなく，情報を発信している人の音声自体が妨害している場合もある．静かな場所での会話では，ほぼ相手の音声のみが耳に届いている状態であるが，教室での授業中に教師の話を聞いているときは，かなり事情が変わってくる．つまり直接伝わってくる教師の声と，壁や天井，床などから反射してくる教師の声が時間をずらして耳に到達するのである．これを**反射音**といい，結果的に妨害音となって本来の声を聞き取りにくくしている．

　問題となる反射音の程度は，部屋の広さや壁面などの構造にもよる．教室の基準となっている7m×9mの広さならば，教室の前方に立って発声すると部屋の中央に座っている生徒には後方および左右の壁からの反射音がおよそ9m分（0.026秒）遅れて到達することになる．実際には，もっと複雑な反射が繰り返され，結果的に発話者の声自体が妨害音となって聞きづらくしている．この問題は，壁面の材質に吸音効果の高いものを使用するなどの工夫をすれば軽減することが可能だが，健聴者に比してより高いS/N条件が要求される聴覚障害者にとっては重要な問題といえる．

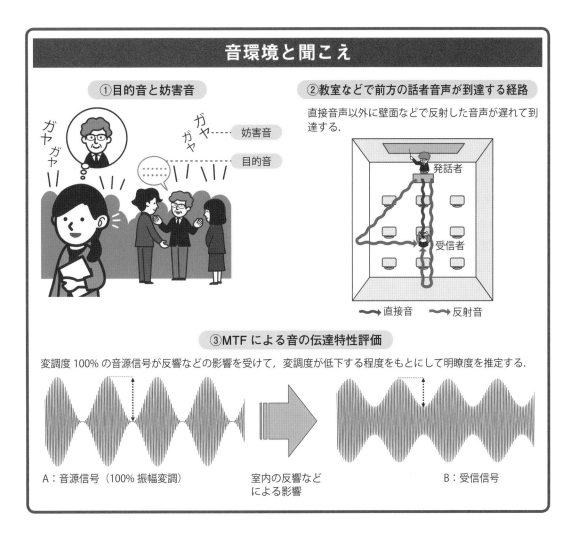

音環境と聞こえ

①目的音と妨害音

ガヤガヤ

妨害音

目的音

②教室などで前方の話者音声が到達する経路

直接音声以外に壁面などで反射した音声が遅れて到達する.

発話者

受信者

→ 直接音　→ 反射音

③MTF による音の伝達特性評価

変調度 100% の音源信号が反響などの影響を受けて，変調度が低下する程度をもとにして明瞭度を推定する.

A：音源信号（100% 振幅変調）

室内の反響など
による影響

B：受信信号

---

4 ┃ 音環境の評価

　屋外にはさまざまな音が溢れており，その中から必要な音を抽出する必要がある．室内では設置された空調機などが発生する音や屋外から侵入してくる音もあり，目的とする音（声）が十分に聞き取れないことがある．そこで，ある位置で発声した音声情報が，他の地点でどの程度正確に伝わっているのかを調べることで，この2点間の情報伝達量を把握することができる.

　複雑な音環境の中で，語音の聞き取りを評価する方法のひとつに語音明瞭度試験があるが，大がかりで時間を要し評価者の個人差もあるため，より客観的な方法として**MTF (Modulation Transfer Function)** というものが使われる（**図③**）．このMTFとは語音の代わりに100％振幅変調音を提示し，どの程度音源に近い状態で受信できたかを比較することで情報伝達の評価を行うものである．さらに，この結果をもとにして明瞭度試験の結果と対応させられる指標となる**STI (Speech Transmission Index)** を算出することで，特定空間内での語音明瞭度を推定する.

（米本　清）

聴覚の障害と音情報伝達

POINT

聴覚障害の程度は，オージオメータという検査機器を用いた「純音聴力検査」で評価する．さらに音響エネルギーの減衰を考慮し，さまざまな音環境下で到達音圧・音情報伝達量を測定・評価する．

1 聞こえの程度を評価する

　聴覚障害の程度は，おもに聞き取れる最も弱い音のレベルを測定することで得られる値，「聴力レベル」で表現される．オージオメータといわれる検査機器から出力される検査音（125Hz〜8kHzの純音）を気導の検査では受話器（ヘッドホンのようなもの）から提示し，聞こえたところで反応させる「純音聴力検査」によって得られた値がその人の聴力レベルとなる．この検査を通常は1オクターブごと7周波数で実施し，その結果を図示したものがオージオグラムである（図①）．しかし，人の音に対する感度は周波数によって異なるため，測定する周波数ごとに基準となる音圧（健聴者が聞き取れる純音の最小レベルの平均的な値をもとに国際規格：ISO 389-1,2,5などの規格で定義されている）をもとに，オージオメータの出力音圧が決められている．さらに，オージオメータ受話器の音圧を測定するために使用する音響カプラ（電気・電子分野の国際規格：IEC60318-1）についても，その特性が規定されている（図②）．このようにして測定した基準値を「0 ｄB ＨＬ」と表示し，それらに比べてどの程度聞こえの感度に差があるかを周波数ごとに相対的な値として示したものが「聴力レベル（dB HL）」である．

　つまり，検査結果の数値がこの基準値（0dB HL）よりも大きいと（プラスの値だと）聞こえの感度が低下しており，マイナスの値だと感度が高いということになる．通常，この値が20あるいは25dB HLまでは聴力正常範囲とされているが，個人の体調や検査前にどのような音環境下にいたかによっても変動する．

2 身体障害者福祉法での聴覚障害等級

　なお，身体障害者福祉法では500Hz，1,000Hz，2,000Hzにおける聴力レベルをもとに4分法といわれる聴力レベルの平均値（1,000Hzの値は2倍する）を基本として障害等級が決められており，最も軽いとされる6級においても70dB HL以上，100dB HL以上で2級と判断される．なお，健聴者が模擬的に難聴者の聞こえの程度を経験しようとして耳栓やイヤーマフなどを装着しても，体表から受けた音や振動が蝸牛に伝わってしまうため，聞こえの程度は40〜50dBほどしか低下しない．

3 音情報の伝達

　音は音源から離れるとしだいに減衰していくことは誰もが知っていることであるが，どのように減衰しているのだろうか．ここで，音源が点であると仮定して，周囲に音を遮蔽・吸収・反射をするようなものがない単純な場合を考える．1つの点から発生した音響エネルギーは，すべての方向

聴覚の障害と音情報伝達

①オージオグラム

聴力検査の結果を周波数ごとに記入する.
0dB を健聴者の基準とし，数値が大きくな
るほど聞こえが悪いことを意味する.

周波数 （Hz）

②オージオメータの校正をするための気導受話器用カプラ（人工耳）

マイクロホン

気導受話器

③逆二乗則特性

音源　面積＝1　面積＝4　つまり，音響エネルギーは 1/4 になった

音源からの距離＝1m

音源からの距離＝2m

に向かって均等に拡散すると考えられるが，音源から 1 m離れたところで100のエネルギーで
あったとすると2m離れるとどの程度減衰するのであろうか．音源を中心とした半径1mの球体を
想像すると，その表面を通過するエネルギーが100といえる．次に半径2mの球体の表面を考え
ると，その表面積 ($4\pi r^2$) は1mの球体の4倍になっていることから，すべての方向へ均等に拡散
したのであれば25 (1/4) になっているはずである．これを**逆二乗則特性**といい（**図③**），距離が2
倍になると音圧レベルは6dB減衰することになる.

　しかしながら，音声など音が単に聞こえるだけでは，そこに含まれる情報を十分に得られないこ
とがある．特に，緊急を要する放送 (防災無線や大規模施設の館内放送など) では人命に関わるよ
うな問題となる場合もある．そこで，さまざまな音環境下で語音の聞き取り評価を行い，到達音圧
とともに音情報の伝達量を測定・評価する必要がある. （米本　清）

聴覚支援機器
（補聴器，人工内耳のメカニズム）

POINT

デジタル補聴器ではマイクロホンで拾った音をデジタル化し，パソコンの調整ソフトで設定された音声増幅・ハウリング抑制・雑音除去などの処理をしてイヤホンから再生する．人工内耳ではマイクで拾った音の信号が蝸牛に埋め込んだ電極に送られ，聴覚中枢に伝えられる．

1 補聴器の役割

補聴器の基本的な役割は音を増幅することであるが，聞こえにくさの程度と状態は人によって大きく異なるため，単純に音を増幅すればよいというわけではない．単純に考えると低下した音のレベルを増幅して提示すればよいのではないかと思われるかもしれないが，耐えられる音のレベルは健聴者よりも低下している場合が多く，提示できる音圧の範囲は狭まっており，そのまま増幅しても不快になるだけである．補聴器装用のためには，個々人が周波数によってどの程度の聞こえであるか検査（聴力検査）し，その結果をもとにして個々の補聴器の音響特性を調整する必要がある．しかしながら，もともとの聞こえとは大きく異なるため，実際の生活環境下で試しながら再調整を繰り返し，装用者も補聴器の新しい音に慣れる必要がある．

2 補聴器のメカニズム（図①）

最近では，ほとんどがデジタル方式の補聴器となり，増幅の程度を入力音圧や周波数ごとに細かく設定できるようになった．さらに，動作が安定している（構成部品のバラツキや環境および経年による変化が少ない）ことから，微妙な動作が要求されるハウリング（増幅した音が再び入力されループになることで起きる発振現象）抑制や雑音の中から音声を抽出するなど高度の信号処理が可能となった．

デジタル補聴器の内部では，まずマイクロホンで音声をキャッチし音響信号を電気信号に変換し，アナログ・デジタル変換器（Digital-Analog Convertor）によって一定時間間隔でデジタル信号（数値）に変換して数値の羅列にしたうえで，デジタルシグナル・プロセッサー（Digital Signal Processor）にてデジタル信号処理を行う．このデジタル信号処理のアルゴリズムは各メーカーさまざまで，基本的には公開されていないため，雑音抑制などで同様の効果があるとされていても実際の動作がまったく異なっていることが多い．処理された音はデジタル・アナログ変換器（Analog-Digital Convertor）によって音響信号に戻され，増幅器を経てイヤホンから処理・増幅された音が出力される．

3 人工内耳のメカニズム（図②）

人工内耳は，聞こえの程度によって補聴器では十分に対応できない難聴者を対象にした補聴機器である．主要な2つのユニットに分かれており，1つを体内に埋め込み，もう1つのユニットを補聴器のように装着するのが一般的である．埋込ユニットからは複数の電極が装着された細長いひも

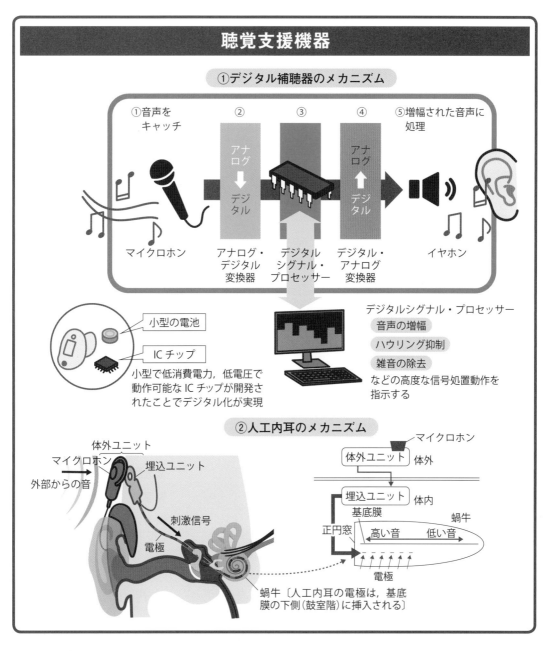

聴覚支援機器

①デジタル補聴器のメカニズム

①音声を
キャッチ

②

③

④

⑤増幅された音声に
処理

アナ
ログ
↓
デジ
タル

アナ
ログ
↑
デジ
タル

マイクロホン

アナログ・
デジタル
変換器

デジタル
シグナル・
プロセッサー

デジタル・
アナログ
変換器

イヤホン

小型の電池

IC チップ

小型で低消費電力，低電圧で
動作可能な IC チップが開発さ
れたことでデジタル化が実現

デジタルシグナル・プロセッサー

音声の増幅

ハウリング抑制

雑音の除去

などの高度な信号処置動作を
指示する

②人工内耳のメカニズム

体外ユニット

マイクロホン

埋込ユニット

外部からの音

刺激信号

電極

蝸牛〔人工内耳の電極は，基底
膜の下側 (鼓室階) に挿入される〕

マイクロホン

体外ユニット 体外

埋込ユニット 体内

基底膜

蝸牛

正円窓

高い音　　低い音

電極

状のものが出ており，これを**蝸牛内**に挿入する．外部ユニットでは**マイクロホン**が受け取った音の
信号を処理し，皮膚を通して内部ユニットに信号と内部ユニットの動作に必要な電力を送る仕組み
になっている．受信された信号は，音の周波数にそって並んだ電極より電気信号として**蝸牛内神経**
に伝えられ，蝸牛における**周波数分析機能を代行**するような動作をする．この電気刺激は聴神経を
経由して聴覚中枢に伝えられ，脳が音の存在を認識するのであるが，電極の数は多くても二十数個
のため周波数の分解能は実耳とは比べ物にならないほど低下する．また，蝸牛に挿入する電極の先
端は蝸牛全長の半分あたりが限界であるために，低音域を担当する神経までには届かない．

(米本　清)

LECTURE2-1　力とは (p16)

作用点にはたらく力の方向に沿った直線	作用線
力の大きさを表す単位	ニュートン〔N〕・キログラム重〔kgf〕
★★接触している物体間にはたらく力の種類 (7つ)	垂直抗力，摩擦力，抗力，張力，ばねの弾性力，空気抵抗，浮力

LECTURE2-2　ベクトル (p18)

ベクトルaの表記方法	a, $\vec{a}$
★★2つ以上の力をまとめて1つのベクトルとして表すこと	力の合成
斜め方向に向いた力を例えば水平方向と垂直方向の成分に分けて表すこと	力の分解
点Pの位置を表すベクトル	位置ベクトル

LECTURE2-3　作用・反作用，摩擦 (p20)

★　2つの物体間で，大きさが同じで反対向きの力を及ぼし合っている関係	作用・反作用
荷物が動き始める直前の摩擦力	最大静止摩擦力
運動している物体にはたらく摩擦力	動摩擦力
★　運動方程式	質量×加速度＝力（合力）

LECTURE2-4　重　力 (p22)

ニュートンが唱えた「すべての物体同士に同じ起源の引力がはたらいている」という考え方	万有引力の法則
★　地球の中心方向へ地球から引っ張られる力	重力
鉛直下向きの重力のみがはたらく条件での落下運動	自由落下
自由落下の運動方程式	質量×加速度＝重力

> **LECTURE3-1** ┃ **モーメントとは** (p24)

★★回転軸の周りに回転させようとする力のはたらきを表す物理量	モーメント（トルク）
モーメントの大きさの単位	ニュートン・メートル〔Nm〕
合力はゼロで回転の作用のみを及ぼす2つの力	偶力

> **LECTURE3-2** ┃ **トルク** (p26)

自動車のエンジンの性能を表す数値（2つ）	**最高出力，最大トルク**
出力の単位	kW
トルクの単位	Nm
★★下図の植木はさみで枝を切るときに枝にかかる力Fを求めよ．	$0.15 \times F = 0.45 \times 10$ $F = 30 \mathrm{kgf}$

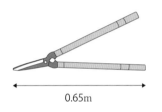 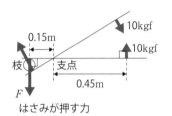

> **LECTURE3-3** ┃ **つり合い** (p28)

力を及ぼされている物体が静止している状態	つり合い
★　つり合いの2つの条件	力のつり合い，モーメントのつり合い
★★重力の合力がはたらく点	重心

> **LECTURE3-4** ┃ **慣　性** (p30)

★　物体が運動状態を維持し続けようとする性質	慣性
ニュートンの「運動の3法則」	
第1法則	慣性の法則
第2法則	運動方程式
第3法則	作用・反作用の法則
加速度運動する観測者が運動の法則を適用しようとする際に現れる力	慣性力

LECTURE4-1	**圧力とは** (p32)	

物体に作用する「力」に対して，力が作用している接触面積の大きさを考慮に入れた物理量 → 圧力

★ 圧力の求め方 → 圧力＝力の大きさ／接触面積

圧力の単位 → N/m^2，Pa，mmHg，atm

LECTURE4-2	**体　圧** (p34)	

体重60kg（≒588N）の人が靴裏面積400cm^{2}で立っているときの靴裏と床との接触面にはたらく圧力 → $588〔N〕/4.00×10^{-2}〔m^2〕$ $=1.47×104〔Pa〕$

皮膚の表面と床との接触面の間で重力によって生じる圧力 → 体圧

★★褥瘡が発生しやすい部位 → 頭，背中，腰，ふくらはぎ，踵，肘

★★褥瘡予防の方法 → 体位変換や体圧分散

LECTURE4-3	**水　圧** (p36)	

水の重さによる圧力 → 水圧

★★水中の物体にはたらく上向きの力 → 浮力

浮力を生じさせる原理 → アルキメデスの原理

「水が密閉容器内に満たされている場合，ある場所の圧力をΔp高めれば密閉容器内全体の圧力がΔp高まる」という原理 → パスカルの原理

LECTURE4-4	**気　圧** (p38)	

地表面に生じる，重力の影響を受けている空気の圧力 → 気圧または大気圧

始めて大気圧を測定した人物 → トリチェリ

気圧の単位 → 1気圧＝760mmHg＝1atm ≒1,013hPa

LECTURE5-1 ┃ **仕事とエネルギー** (p40)

★ 力の大きさをF〔N〕，物体を移動させた距離を x〔m〕とするとき，この力のした仕事Wを求める式	W＝Fx
★★ 仕事の単位	ジュール〔J〕
仕事をする能力	エネルギー
エネルギーの単位	ジュール〔J〕

LECTURE5-2 ┃ **力学的エネルギー** (p42)

ある速度で移動している物体がもつエネルギー	運動エネルギー
★★ 運動エネルギーは何に比例するか	速度の2乗
高いところにある物体がもつエネルギー	重力による位置エネルギー
伸びた，あるいは縮んだばねに取り付けられたおもりがもつエネルギー	弾性力による位置エネルギー
★ ある物体がもつ運動エネルギーと位置エネルギーの和	力学的エネルギー

LECTURE5-3 ┃ **熱エネルギー** (p44)

★ 高温物体と低温物体を接触させたときに高温物体から低温物体に移動するもの	熱エネルギー
熱エネルギーの単位	ジュール〔J〕またはカロリー〔cal〕
物質の三態	固体・液体・気体
固体から液体に変化する際に必要な熱エネルギー	融解熱
液体から気体に変化する際に必要な熱エネルギー	気化熱

LECTURE5-4 ┃ **電気エネルギー** (p46)

電位の差を何というか	電圧または電位差
電場から力を受けて電荷が定常的に移動することで生じる流れ	電流
熱エネルギーを力学的な仕事に変換する装置	熱機関
★ 電流が流れることによる発熱のことを何というか	ジュール熱

LECTURE6-1　電気と電力 (p48)

★	電流の流れに対して電子の流れはどの向きか	電流の流れと逆向き
	電気のパワーを何とよぶか	電力
	電力の単位	ワット〔W〕

LECTURE6-2　オームの法則 (p50)

	電気の流れにくさ	（電気）抵抗
	抵抗の単位	オーム〔Ω〕
	抵抗率は何によって決まるか	材質
	抵抗率の単位	オームメートル〔Ωm〕
	「電気回路の2点間に発生する電位差（電圧）は，そこを流れる電流に比例する」という法則	オームの法則
★	オームの法則の公式	電圧＝抵抗×電流

LECTURE6-3　磁　場 (p52)

★	磁気力がはたらいている場所	磁場
	磁場の単位	テスラ〔T〕
	磁場で磁気力がどのようにはたらいているかを線と矢印で可視化したもの	磁力線
	脳からの磁場を計測したもの	脳磁図
	心臓からの磁場を計測したもの	心磁図

LECTURE6-4　電磁力 (p54)

★	磁界を変化させると電流を流すことができ，電流を流すと磁界が発生し磁石に力を及ぼす現象	電磁誘導

フレミングの左手の法則　　　　　　　フレミングの右手の法則

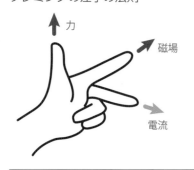
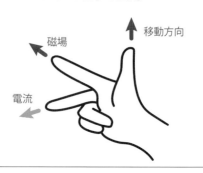

LECTURE7-1　**波動の基本的な性質** (p56)

	空間を，平衡状態からのずれが伝わっていく現象	波動
	波動が伝わる空間	媒質
★	1回振動するのにかかる時間	周期
	周期をグラフにしたときの，平衡の位置からグラフの山頂までの変位量	振幅
★	1秒間に振動する回数	周波数
★	波が1回振動する間に進む距離	波長

LECTURE7-2　**波動の表現** (p58)

	ばねにおもりをぶら下げたときの振動	単振動
★	単振動が空間に伝わっていくときの波動	正弦波
	波動を回転運動に対応させたときの角度，振動のタイミング	位相

LECUTURE7-3　**横波・縦波・定常波** (p60)

★★	波の進行方向に垂直の方向に振動する波	横波
★★	波の進行方向に振動する波	縦波
	反対向きに進む波同士を重ね合わせたときに生じることがある，その場で振動する波	定常波（定在波）
★	定常波が発生すること	共鳴（共振）

LECTURE7-4　**音の性質** (p62)

★	正弦波で表現される音	純音
	多くの周波数成分を含む一般的な音	複合音
★	同じ波形が周期的に繰り返す音 (楽器など)	周期音
★	音の高さが明確でない音	非周期音
	音の強さの単位	$\mathrm{W/m^2}$
	音の強さや音圧の比率を対数 (log) で表現したもの	dB
★★	音圧1Paは音圧レベルに換算すると約何dBか	約94dB

LECTURE8-1	**てこの基本構造** (p64)

支点を中央に力点と作用点が左右に分かれるてこ	第1のてこ
力点と作用点が同じ側にあり，支点からの距離が作用点よりも力点で長いてこ	第2のてこ
力点と作用点が同じ側にあり，支点からの距離が力点よりも作用点で長いてこ	第3のてこ
★★点眼自助具で用いられているてこの分類	第2のてこ

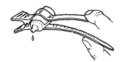

LECTURE8-2	**人体における第1・2のてこ** (p66)

★ 人体における第1のてこの例	荷重関節，足関節（下腿三頭筋）
★ 人体における第2のてこの例	顎関節（咬筋），肘関節（腕橈骨筋）

LECTURE8-3	**人体における第3のてこ** (p68)

★ 人体における第3のてこの例	肘関節（上腕筋），非荷重下での膝関節（大腿四頭筋）
第3のてこで運動が増幅される（筋長の変化量よりも体節末端での移動量が大きくなる）理由	関節の近位に筋付着部（力点）を有するから

LECTURE8-4	**滑車（定滑車，動滑車）** (p70)

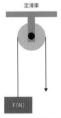

左図で物体を持ち上げるために必要な力	物体と同じ力
物体の移動距離	引いた距離と同じ
★★ 左図で物体を持ち上げるために必要な力	物体の半分の力
物体の移動距離	引いた距離の半分

LECTURE9-1 **姿勢とは** (p72)

姿勢を構成する2つの要素	体位と構え
姿勢の安定性に関わる3つの要因	支持基底面の広さ，体重心の位置，圧中心の位置
★★姿勢が安定している状態	体重心が投影された圧中心が支持基底面の内部にある状態

LECTURE9-2 **立ち上がり・着座動作** (p74)

★★椅子座位からの立ち上がりでは，身体のどこを屈曲することにより体重心をどちらの方向に移動させる必要があるか	体幹の屈曲により体重心を前方に移動させる
立ち上がり動作の負担減少につながる工夫	立ち上がり前に足部を膝の位置よりも後方に引く，体幹の十分な前傾
着座動作では，身体のどこを屈曲することにより体重心をどちらの方向に移動させる必要があるか	体幹・下肢の屈曲により体重心を後方に移動させる

LECTURE9-3 **リーチ動作・把持動作** (p76)

リーチ動作の運動が計画されるプロセス	目（視覚）や筋紡錘（運動・位置覚）から得られた情報が脳に送られて運動が計画される
把持動作において対象物と手指の間に「滑り」が検知されるとどうなるか	更新された情報が手指の筋に送られてつまむ力が増す

LECTURE9-4 **移乗動作** (p78)

★★移乗動作を支援する福祉用具	ベッド用手すり，車椅子のアームレスト，スライディングボード
★★移乗動作の介助では，介助者はどのような位置に立つとよいか	対象者の近くで，対象者の進行方向側の空間を空ける位置

LECTURE10-1	呼吸と圧力 (p80)	
★★肺の弾性圧の指標	肺コンプライアンス
気道に空気が流れるときにかかる抵抗	気道抵抗
呼気時の慣性力は，空気の流れに対してどの向きに働くか	逆向き

LECTURE10-2	姿勢の変化による呼吸と圧力 (p82)	
胸腔と腹腔のどちらが圧により体積が変化しやすいか	胸腔
背臥位では上肺と下肺の拡張にどのような差が生じるか	下肺は上肺の半分程度しか拡張しない
側臥位では上肺と下肺の拡張にどのような差が生じるか	下肺は腹圧と心臓により圧迫を受け，上肺は拡張する
座位では上肺と下肺の拡張にどのような差が生じるか	腹圧や心臓による圧迫がなく，上肺・下肺ともに拡張しやすくなる

LECTURE10-3	循環と圧力 (p84)	
血圧・血流・血管抵抗の関係 (数式)	血圧＝血流×血管抵抗
流体が同じ方向に向かって規則正しく流れること	層流
流体が不規則に乱れて流れること	乱流
人体において乱流が生じる血管	上行大動脈

LECTURE10-4	心ポンプ機能 (心拍出力) と血管抵抗 (p86)	
★★単位時間あたりに心臓から拍出される血液量	心拍出量
★ 左室に戻ってくる血液量	前負荷
★ 左室が血液を送り出す力 (血圧)	後負荷

LECTURE11-1 **温熱・寒冷療法に関連するエネルギー** (p88)

★ 熱移動の方式（4つ）	伝導・対流・放射・エネルギー変換熱
「熱は高温の物から低温の物へ移動し，その逆の移動が自然に起きることはない」とする法則	熱力学の第2法則
「熱エネルギーは保存される」とする法則	熱力学の第1法則
★ 放射熱について「熱源からの距離が2倍になれば，熱の強度は1/4になる」とする法則	逆二乗の法則

LECTURE11-2 **超音波療法に関連するエネルギー** (p90)

20kHz以上の周波数の音波	超音波
★★超音波の縦波の疎密の繰り返しによる振動刺激をエネルギーとして使用した，理学療法で用いられる治療器	超音波治療器
音波が障害物の周囲を回り込む現象	回折
超音波は音響特性インピーダンスが異なる境界面でどうなるか	反射する

LECTURE11-3 **電気刺激療法（低周波）に関連するエネルギー** (p92)

体外から機器によって体内に電気刺激を加える治療	電気刺激療法
電気刺激を人体に加える際に調整が必要な要素	刺激時間，刺激強度，刺激周波数
★★電気刺激療法で電極同士の貼付位置が近ければどこを通電することになるか	浅層

LECTURE11-4 **レーザー光線照射療法に関連するエネルギー** (p94)

光共振器にエネルギーを加えて特定の周波数の光を人工的に発生させたもの	レーザー光線
レーザー光線の特徴（4つ）	単色，直進，可干渉性，高集中
レーザーの医療への応用例	レーザーメス，低出力照射型レーザー

LECTURE12-1 　放射線とは (p96)

★	高いエネルギーをもった粒子や電磁波	放射線
	放射線の医療での利用例	放射性医薬品，放射線治療，IVR(画像下治療)
	放射線の人体への影響	
	確率的影響 (被ばく線量に比例して影響が増加する)	発がん，遺伝的影響
	確定的影響 (しきい値を超えたときに発症する)	白内障，潰瘍，造血障害

LECTURE12-2 　単純X線の基本原理と実践範囲 (p98)

	X線を発生させる真空管	X線管
	デジタル画像としてのX線画像がシステム内に記録される仕組み	画像診断システム
	単純X線撮影を行うおもな身体部位	胸部・腹部・骨・関節

LECTURE12-3 　CTの基本原理と実践範囲 (p100)

	360°方向からの投影データを逆投影して得る断層像	CT画像
	X線管の高速回転と同時に寝台を移動するスキャン方式	ヘリカルスキャン
★★	CT撮影の対象となる部位，疾患	全身の臓器・組織，とくに急性期の脳出血

LECTURE12-4 　MRIの基本原理と実践範囲 (p102)

	静磁場で向きを揃えた水素原子にラジオ波パルスを加えて倒し，元に戻る際に放出される信号を利用して得られる画像	MRI
★★	MRIのうち，脂肪，骨髄，筋肉などが明るく表示されるもの	T1強調画像
	MRIのうち，水や脳脊髄液などが明るく表示されるもの	T2強調画像
	MRIのうち，脳室付近の病変観察に有効なもの	FLAIR画像
★	MRIのうち，浮腫の描出に有効なもの	拡散強調画像

LECTURE13-1　発声・発語器官のメカニズム (p104)

★	肺・気管を経た呼気が振動させる器官	声帯
	呼気が声帯を振動させると発生する音	声帯原音
	声帯から口唇までの空間	声道

LECTURE13-2　音声生成のメカニズム (音の共鳴と伝達) (p106)

母音や有声子音はどのように生成されるか	声帯原音が声道・鼻腔で共鳴することで生成される
無声子音はどのように生成されるか	口腔内を狭めたり口唇を閉鎖したりして生成される

LECTURE13-3　音声の音響分析と特性 (p108)

★★	音声の音響的特徴を表現する方法	サウンド・スペクトログラム
	サウンド・スペクトログラムにおいて視覚的によく表現される要素	子音部分での周波数の広がり，フォルマント周波数の変化

LECTURE13-4　発声の障害と音響的特性 (p110)

★	喫煙，大声の出しすぎ，風邪，声帯ポリープなどが原因で生じる，枯れたような声	嗄声
	嗄声患者のサウンド・スペクトログラムの特徴	全体的にフォルマントに雲がかかったようにみえる

★★聴覚器官 (5つ)	耳介・外耳道・鼓膜・耳小骨・蝸牛
音を集める器官	耳介
音を共鳴させる器官	外耳道
空気振動を骨の振動に変換する器官	鼓膜
★ てこの原理で鼓膜の振動を増幅させる器官	耳小骨
振動を生体電気信号に変換する器官	蝸牛

LECTURE14-2	音環境と聞こえ (p114)
目的とする (聞きたい) 音	目的音
聞きたい音を妨害する音	妨害音
音声が壁面などに反射して遅れて到達する音	反射音

LECTURE14-3	聴覚の障害と音情報伝達 (p116)
★ オージオメータといわれる検査機器から出力される検査音を被検者に聞かせ，聞こえたところで反応させる検査	純音聴力検査
音響エネルギーが，音源から1m離れた場所で100，2m離れたところで25に減衰する特性	逆二乗特性

LECTURE14-4	聴覚支援機器 (補聴器, 人工内耳のメカニズム) (p118)
デジタル方式の補聴器の中で，マイクロホンで集めた音響信号をデジタル信号に変換する部位	アナログ・デジタル変換器
デジタル方式の補聴器の中で，音声の増幅，ハウリング抑制，雑音の除去などのデジタル信号処理をする部位	デジタルシグナルプロセッサ
★★人工内耳のマイクロホンの機能は何か	集めた音信号を処理し，内部ユニットに信号と電力を送る

PT・OT国家試験過去問題

p 133～142では，国家試験出題基準の内容に限定せず，本書で学んだ内容（物理学・臨床応用物理を学ぶ前提となる内容，発展的内容）から広く関連する過去問を掲載している．

近年の出題傾向

過去5年間の出題数

毎年平均：

PT専門　**12問**

OT専門　**4問**

専門基礎　**2問**

が出題されている．

過去5年間の頻出領域

エネルギー（放射線・電磁力）から50問→CHAPTER12

圧力から13問→CHAPTER 4，10

エネルギー（物理療法機器）から12問→CHAPTER11

生体力学（姿勢・動作）から8問→CHAPTER 9

モーメント・てこ・滑車から4問→CHAPTER 3，8

CHAPTER 3

図に示す方法で股関節に30Nmの外転トルクを生じさせる等尺性筋力増強運動を行った．

作用点Bの力として正しいのはどれか．

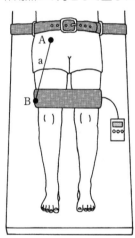

A：股関節中心

B：作用点

a：A－Bの長さ 30 cm

1.　　5.1 kgf
2.　10.2 kgf
3.　15.3 kgf
4.　20.4 kgf
5.　25.5 kgf

解答　**2**

（56回・PT専門・午前12）　LECTURE3-1

図に示す方法で筋力測定器を用いて膝関節伸展等尺性筋力を測定したところ，測定値は28kgfであった．

膝関節伸展トルクはどれか．

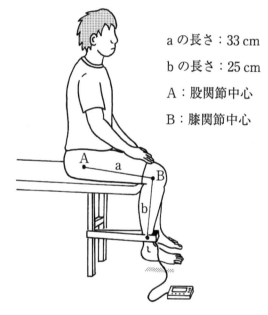

a の長さ：33 cm

b の長さ：25 cm

A：股関節中心

B：膝関節中心

1.　約6.9 Nm
2.　約17.2 Nm
3.　約34.5 Nm
4.　約51.8 Nm
5.　約68.6 Nm

解答　**5**

（55回・PT専門・午後4）　LECTURE3-1

図のようにてこが釣り合っている場合，支点Cに作用する力の大きさはどれか．

ただし，てこに重さはないものとする．

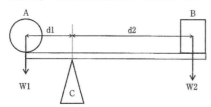

| W1：物体Aにかかる力（N） |
| W2：物体Bにかかる力（N） |
| d1：物体Aから支点Cまでの距離（m） |
| d2：物体Bから支点Cまでの距離（m） |

1. W1＋W2
2. d2×W2/d1
3. d1×W1/d2
4. d1×W1＋d2×W2
5. d1×W2＋d2×W1

解答　1

（50回・専門基礎・午前69）　LECTURE3-3

同一平面内に働く力ベクトルF_1とF_2が同じ平面上の点Oの回りに作るモーメントMを表す式はどれか．

ただし，OからベクトルF_1とF_2の作用線に下ろした垂線の長さをそれぞれa，bとする．

1. $M＝F_1＋F_2$
2. $M＝aF_1＋bF_2$
3. $M＝(aF_1＋bF_2)/2$
4. $M＝(F_1＋F_2)/(a＋b)$
5. $M＝(F_1＋F_2)(a＋b)$

解答　2

（48回・専門基礎・午前69）　LECTURE3-1

体幹を前傾して静止した人体の模式図を示す．図中の数値は，人体の各部位の重量と，各部位の重心を鉛直に投影した点と基準点との距離である．

人体全体の重心を投影した点と基準点との距離はどれか．

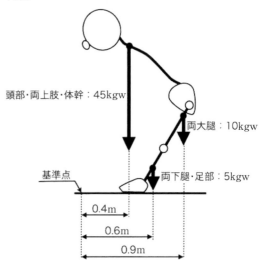

1. 0.4 m
2. 0.5 m
3. 0.6 m
4. 0.7 m
5. 0.8 m

解答　2

（47回・専門基礎・午後73）　LECTURE3-3

CHAPTER 4

仙骨部の褥瘡予防で適切なのはどれか．2つ選べ．

1. 円座を使用する．
2. 除圧動作を指導する．
3. 長時間車椅子に座る．
4. 保湿クリームを塗布する．
5. フットサポートを通常よりも高くする．

解答　2，4

（56回・OT専門・午後33）　LECTURE4-2

第5頸髄不全四肢麻痺〈ASIA C〉患者の図の矢印の部分に褥瘡ができた.
見直すべき動作で考えられるのはどれか.

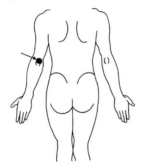

1. 移　乗
2. 座位保持
3. 立ち上がり
4. 起き上がり
5. プッシュアップ

解答　4

（54回・OT専門・午前9）　LECTURE4-2

胸髄損傷者の褥瘡予防で正しいのはどれか.

1. 30度側臥位にする.
2. 体位変換は6時間ごとに行う.
3. 褥瘡の好発部位に円座を用いる.
4. ベッドアップは80度以上にする.
5. 褥瘡の好発部位をマッサージする.

解答　1

（52回・PT専門・午後49）　LECTURE4-2

水の物理的特性で水中運動療法における生理的な作用に影響しないのはどれか.

1. 水　圧
2. 浮　力
3. 抵　抗
4. 屈　折
5. 熱伝導率

解答　4

（52回・PT専門・午後36）　LECTURE4-3

水中運動療法の作用と効果について正しいのはどれか.

1. 静水圧は静脈還流を増大させる.
2. 動水圧の大きさは運動速度に反比例する.
3. 皮膚からの感覚フィードバックを受けにくい.
4. 水中での身体の熱喪失量は空気中に比べて小さい.
5. 静水圧は呼気時の胸郭運動には抵抗として作用する.

解答　1

（51回・PT専門・午後38）　LECTURE4-3

CHAPTER 5

力学について正しいのはどれか.　2つ選べ.

1. 力は加速度に反比例する.
2. 運動量は速度に比例する.
3. トルクは力の2乗に比例する.
4. 運動エネルギーは速度の2乗に比例する.
5. 摩擦力は接触面に作用する力の水平分力に比例する.

解答　2, 4

（47回・専門基礎・午前69）　LECTURE5-2

CHAPTER 8

図に示す自助具のうち第二のてこを利用しているのはどれか.

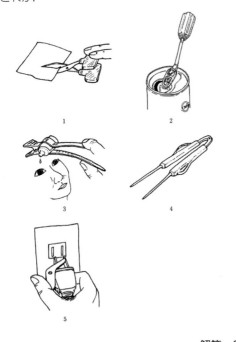

解答　3

（56回・OT専門・午後12）　LECTURE8-1

図のような輪軸を利用して，力Fで18kgの物体を引き上げた（ひもの摩擦と重さは無視できるものとする）.

ひもを引く最小限の力Fはどれか.

ただし，100gの物体を引き上げるのに必要な力を1Nとする.

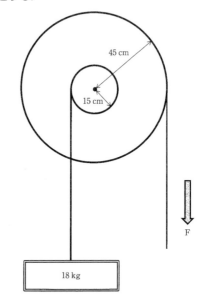

1.　　20 N
2.　　60 N
3.　　180 N
4.　　540 N
5.　1,620 N

解答　2

（51回・専門基礎・午前69）　LECTURE8-4

患者が床面から20cm鉛直挙上した位置で下肢を保持している状態を図に示す．Aの滑車は上下に移動するが，Bの滑車はフレームに固定され，滑車の位置は動かない．なお，保持する下肢の質量は8 kgで，滑車と紐の重量および摩擦力は考えなくてよい．

床面から下肢を挙上するために，上肢で引き下げた紐の長さと保持に必要な力の組合せで正しいのはどれか．

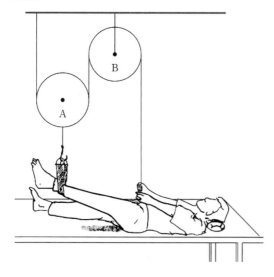

1. 10 cm────8 kg重
2. 20 cm────4 kg重
3. 20 cm────8 kg重
4. 40 cm────4 kg重
5. 40 cm────8 kg重

解答　4

（48回・PT専門・午後20）　LECTURE8-4

CHAPTER 9

立位姿勢が安定しているのはどれか．

1. 支持基底面が狭い．
2. 重心の位置が高い．
3. 床と足底の接触面の摩擦抵抗が小さい．
4. 上半身と下半身の重心線が一致している．
5. 重心線の位置が支持基底面の中心から離れている．

解答　4

（52回・専門基礎・午前69）　LECTURE9-1

健常人における椅子座位からの立ち上がり動作の運動学的な特徴で正しいのはどれか．

1. 体幹前傾後に座圧中心位置は後方へ変位する．
2. 離殿までの身体重心の前方移動は膝の屈曲によって起こる．
3. 体重心位置の上方への移動は前方のおよそ2倍である．
4. 体重心位置の方向制御には二関節筋が関与している．
5. 立位になる直前に足圧中心はいったん大きく後方へ変位する．

解答　4

（51回・PT専門・午後34）　LECTURE9-2

車椅子からの立ち上がり時に，後方重心となり介助を要する脳卒中片麻痺患者への対応で正しいのはどれか．

1. 立ち上がる前に車椅子に深く座らせる．
2. 両足の内側を密着させる．
3. 足部は膝の位置より後方に引かせる．
4. 天井を見るように指示する．
5. 介助者がズボンを持って上に引き上げる．

解答　3

（50回・OT専門・午後31）　LECTURE9-2

80歳の男性．体重70kg．介護者は腰痛のある70歳の妻で体重39kg．誤嚥性肺炎による1か月の入院後，下肢の廃用性の筋力低下をきたしている．端座位保持は可能であるが，立ち上がりは手すりを把持しても殿部が挙上できずに全介助である．立位は手すりを把持して保持できるが，足踏み動作は困難である．車椅子への移乗介助に使用する福祉用具の写真を下に示す．

妻の腰痛を助長しないことを優先して選択する用具として適切なのはどれか．

① スライディングボード
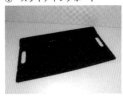

② 突っ張り棒型縦手すり
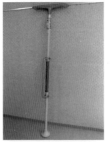

③ 移乗用介助ベルト
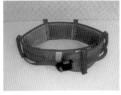

④ ベッド柵（移動バー）
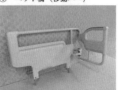

⑤ 介助グローブ
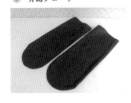

1. ①
2. ②
3. ③
4. ④
5. ⑤

解答　1

(52回・OT専門・午後12)　LECTURE9-4

70歳の男性．脳血管障害による左片麻痺．車椅子からベッドへの移乗は介助バーを使用して1人で何とか可能である．

初回評価時の車椅子からベッドへの移乗場面において，ベッド，車椅子，介助バー及び作業療法士の相対的な位置関係で適切なのはどれか．

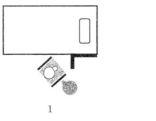
1

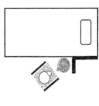
2

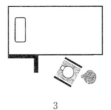
3

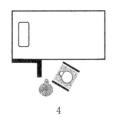
4

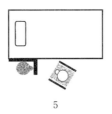
5

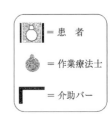
= 患　者

= 作業療法士

= 介助バー

解答　4

(51回・OT専門・午後12)　LECTURE9-4

CHAPTER10

腹臥位と比較した場合の背臥位の特徴について正しいのはどれか．

1. 誤嚥が生じやすい．
2. 上気道が狭窄しにくい．
3. 機能的残気量が減少しやすい．
4. 動脈血酸素分圧が低下しにくい．
5. 後肺底区の換気が改善しやすい．

解答　1

(53回・PT専門・午前24)　LECTURE10-2

CHAPTER11

対流熱を用いるのはどれか.

1. 気泡浴
2. 赤外線
3. 超音波
4. 極超短波
5. パラフィン

解答　1

(56回・PT専門・午後38)　LECTURE11-1

22歳の女性.重量物を持ち上げたことにより腰痛が出現し,翌日腰部筋筋膜炎と診断された.
この患者に対する超音波治療で正しいのはどれか.

1. 強度を3.0 W/cm² とする.
2. 周波数を1 MHzとする.
3. 照射時間率を100%とする.
4. 導子を皮膚面から5 cm離す.
5. ビーム不均等率〈BNR〉6の導子を固定法で使用する.

解答　2

(56回・PT専門・午後9)　LECTURE11-2

70歳の男性.15年前の脳出血による右痙性片麻痺.右尖足に対して機能的電気刺激を行うこととした.
刺激部位として適切なのはどれか.

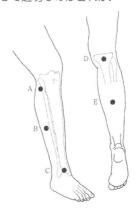

1. A
2. B
3. C
4. D
5. E

解答　1

(51回・PT専門・午前10)　LECTURE11-3

CHAPTER12

急性期のくも膜下出血の診断に最も有用なのはどれか.

1. MRI T1強調像
2. MRI T2強調像
3. 頸動脈超音波像
4. 単純CT像
5. 単純エックス線写真

解答　4

(54回・専門基礎・午後77)　LECTURE12-3

腱板断裂の範囲の把握に最も有用な検査はどれか.

1. MRI
2. 単純CT
3. 血管造影
4. 単純エックス線
5. 骨シンチグラフィー

解答　1

(56回・専門基礎・午前76)　LECTURE12-4

ST国家試験過去問題

近年の出題傾向

CHAPTER7

正しいのはどれか.

1. 弦の振動は縦波である.
2. 横波は圧力波とも言われる.
3. 縦波は固体中のみを伝わる.
4. 音は大気中を横波として伝わる.
5. 縦波では進行方向と振動方向が一致する.

解答　5

(18回・ST・午前40)　LECTURE7-3

音圧1Paを音圧レベルに換算したとき，dB尺度上で最も近いのはどれか.

1. 40 dB
2. 60 dB
3. 80 dB
4. 100 dB
5. 120 dB

解答　4

(24回・ST・午前40)　LECTURE7-4

空気中の音波について誤っているのはどれか.

1. 縦波である.
2. 反射を起こす.
3. 回折を起こす.
4. 波長は周波数によって変わる.
5. 気温が摂氏10℃より30℃の方が音速が遅い.

解答　5

(22回・ST・午後38)　LECTURE7-4

音圧と音圧レベルとの関係について誤っている組合せはどれか.

1. 基準音圧の1/10倍———20 dB
2. 20 μPa———0 dB
3. 基準音圧の2倍———2 dB
4. 基準音圧の10倍———20 dB
5. 2×10−3 Pa———40 dB

解答　3

(21回・ST・午前40)　LECTURE7-4

空気中の音波について誤っているのはどれか.

1. 音速が変化すると周波数も変化する.
2. 音速が変化すると周波数も変化する.
3. 気温が高くなると波長が長くなる.
4. 疎密波 (縦波) として伝わる.
5. 振幅が大きくなると音圧レベルが上昇する.

解答　1

(19回・ST・午前40)　LECTURE7-4

CHAPTER11

音波について正しいのはどれか.

- a. 水中では伝わらない.
- b. 壁があると反射を起こす.
- c. つい立ての裏側にも回り込む.
- d. カーテンがあると吸音される.
- e. 両側が開いた管では共鳴は起きない.

1. a, b, c
2. a, b, e
3. a, d, e
4. b, c, d
5. c, d, e

解答 4

(23回・ST・午前40) LECTURE11-2

CHAPTER13

母音のスペクトルを観察した場合, 声道の特性を表さないのはどれか.

1. 第1フォルマントの周波数
2. 第1フォルマントのパワー
3. アンチフォルマントの出現
4. 線スペクトルの周波数間隔
5. 第1フォルマントと第2フォルマントとの相対位置

解答 4

(21回・ST・午後38) LECTURE13-2

誤っているのはどれか.

1. 声帯振動が速くなると基本周波数が高くなる.
2. 声道の形状が変わるとホルマント (フォルマント) 周波数が変わる.
3. 口腔と鼻腔が音響的に統合するとアンチホルマント (アンチフォルマント) が生じる.
4. 声帯音源波のパワースペクトルの傾きは高域に行くにつれ右上がりである.
5. 声門体積流の時間波形は上昇よりも下降の方が急峻となる.

解答 4

(20回・ST・午後39) LECTURE13-2

図に2つの純音A, Bの時間波形の一部を示す. 正しいのはどれか.

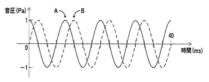

1. AよりBの周波数が高い.
2. AよりBの振幅が大きい.
3. AとBの位相は異なる.
4. AとBの周波数はともに1,000 Hzである.
5. AとBの音圧レベルはともに0 dBである.

解答 3

(20回・ST・午前40) LECTURE13-2

片方のみが閉じている長さ17cm, 内径3cmの円筒形の音響管の共鳴周波数に近いのはどれか. 音速は340m/sとする.

- a. 500Hz
- b. 750Hz
- c. 1,000Hz
- d. 1,250Hz
- e. 1,500Hz

1. a, b
2. a, e
3. b, c
4. c, d
5. d, e

解答 2

(19回・ST・午後39) LECTURE13-2

成人男性話者の広帯域サウンドスペクトログラムを
示す．対応する語はどれか．

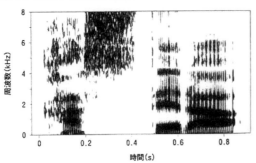

1. かしつ
2. かすてら
3. べっさつ
4. まっしろ
5. かせき

解答　2

（19回・ST・午後40）　LECTURE13-3

CHAPTER14

図の1～5の名称で誤っているのはどれか．

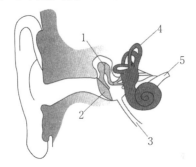

1. 耳小骨
2. 鼓　膜
3. 前庭水管
4. 半規管
5. 聴神経

解答　3

（18回・ST・午後20）　LECTURE14-1

ツチ骨を示す．鼓膜に接する部位はどれか．

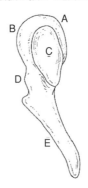

1. A
2. B
3. C
4. D
5. E

解答　5

（20回・ST・午後11）　LECTURE14-1

人工内耳体外部を図に示す．＊部位の機能はどれ
か．

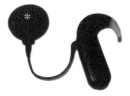

1. 外部の音を拾う．
2. 音を処理して電気信号に置き換える．
3. 体内部（インプラント）と交信する．
4. プロセッサに電力を供給する．
5. 2.4 GHzデジタル無線通信を行う．

解答　3

（23回・ST・午前99）　LECTURE14-4

一つの補聴器に複数のマイクが用いられることの目
的として正しいのはどれか．

1. ハウリングを抑制する．
2. 内部の結露を防止する．
3. 周辺の騒音を低減する．
4. 実耳装用利得を改善する．
5. 補聴援助機器を活用する．

解答　3

（24回・ST・午後98）　LECTURE14-4

文献一覧

CHAPTER 2・3

1）ベネディック，ビラース・他（著），松原武生（訳）：医系の物理 力学 上・下. 吉岡書店，1979.

CHAPTER 4

1）佐藤幸一，藤城敏幸：医療系のための物理 第2版. pp 34-35，東京教学社，2013.
2）望月 久，棚橋信雄（編著）：PT・OT ゼロからの物理学. pp 60-64，羊土社，2015.
3）原 康夫：物理学基礎 第5版. p 115，pp 121-123，学術図書出版，2021.

CHAPTER 8

1）藤澤宏幸（編）：日常生活活動の分析―身体運動学的アプローチ 第2版. pp 299-306，医歯薬出版．2020.
2）Murray WM, Buchanan TS, Delp SL: Scaling of peak moment arms of elbow muscles with upper extremity bone dimensions. J Biomech, 35:19-26, 2002.
3）MacConaill MA: Some anatomical factors affecting the stabilising functions of muscles. Ir J Med Sci, 21: 160-164, 1946.
4）Stern JT: Investigations concerning the theory of 'spurt' and 'shunt' muscles. J Biomech, 4:437-453, 1971.

CHAPTER 10

1）Pasticci I,et al:Determinants of the esophageal-pleural pressure relationship in humans. J Appl Physiol, 128 （1）:78-86, 2020.
2）松信八十男：血液の流体力学. ながれ，2：6-10，1997.

CHAPTER 11

1）Irving P. Herman（著），齋藤太朗・高木建次（訳）：人体物理学―動きと循環のメカニズムを探る. エヌ・ティー・エス，2009.

CHAPTER 13

1）栗田茂二朗：声帯の成長，発達と老化―とくに層構造の加齢的変化―. 音声言語医学，29（2）：185-193，1988.
2）水田匡信，土師知行，阿部千佳：ケプストラム解析による音響分析の有用性 エビデンスと今後の展望. 音声言語医学，62 （3）：186-194，2021.

和　文　索　引

あ

アームレスト　79
アイスパック　88
アイスマッサージ　88
アナログ・デジタル変換器　118
アブミ骨　112
アライメント　72
アルキメデスの原理　36
アルファ線　96
圧中心　72
圧力　12, 32, 84
　　——の単位　33
　　——の定義　32
厚み　98

い

イオン　54, 92
　　——の移動　93
イメージングプレート　98
イヤホン　118
イレウス　98
位相　58
位置エネルギー　42
位置ベクトル　18
医療スタッフ　97
胃　99
移乗　13
　　——動作　78
遺伝的影響　96
一回心拍出量　86
陰極　98

う

植木はさみ　26
埋込ユニット　118
運動エネルギー　31, 42
運動の3法則　30
運動・位置覚　76
運動方程式　21, 22, 30

え

エヴァンジェリスタ・トリチェリ
　38
エネルギー　40, 98
　　——の反射　90
　　——変換熱　88
塩基　96

遠心力　30

お

オージオグラム　117
オージオメータ　116
オームメートル〔Ωm〕　50
オームの法則　50
オーム〔Ω〕　50
音　62
　　——の性質　62
　　——の強さ　62
音環境　114
　　——の評価　115
音圧　62
音響エネルギー　116
音響分析　108
音源　104, 116
音声学　105
音声生成　106
音波の反射　91
重さ　16
温度　44
温熱　12
温熱療法　88

か

ガンマ線　96
化学物質　96
加算　100
加速度　18
仮想注腸像　101
仮想展開像　101
仮想内視鏡像　101
荷重関節　66
蝸牛　112
蝸牛内神経　119
画像再構成　100
画像診断　98
回折　90
　　——現象　91
回転運動のエネルギー　31
回転角　31
灰白質　102
潰瘍　96
外耳道　112
角速度　31
拡散強調画像　102
核医学　96

確定的影響　96
確率的影響　96
顎関節　66
滑車　70
　　——の臨床応用例　70
構え　72
寒冷療法　88
感電　93
慣性　30
　　——モーメント　30, 31
　　——の法則　30
　　——力　30
関節反力　69

き

キヌタ骨　112
キログラム重〔kgf〕　16
キログラム平方メートル〔kgm^2〕
　31
キロワット時〔kWh〕　41
気圧　38
気化熱　45
気胸　98
気導受話器用カプラ　117
基本音　62
聞こえ　114
逆位相　58
逆二乗則特性　117
逆二乗の法則　89, 94
吸引　103
吸収　100
球面波　60
距腿関節　66
共振　61
共鳴　61, 106
　　——周波数　102
胸腔　82
　　——内圧　82
胸水　98
胸部撮影　99
筋収縮　93
筋紡錘　76
筋力測定　12

く

グラジエントコイル　102
くるみ割り器　26
空気抵抗　17

偶力　28
鎖　96

け

ケプストラム音響分析　110
ケルビン〔K〕　44
蛍光作用　96
血圧　84
血管抵抗　84, 86
血流　84
結核　98
顕熱　45
言語聴覚士　105, 113
減衰　116

こ

コイル　54
コンダクタンス　50
コンピューテッドラジオグラフィ
　98
呼吸　80
　──と圧力　80
　──と慣性　80
　──と弾性　80
　──と粘性　80
　──同期　102
鼓膜　112
口内撮影　99
抗力　17
後負荷　86
高山病　39
高速撮像　100
合力　20

さ

サウンド・スペクトログラム
　108, 110, 111
　──の見方　109
作用線　16
作用点　16
作用・反作用　20
　──の法則　30, 34
座位　83
細胞性浮腫　102
最大静止摩擦力　20
在宅医療　99
雑音　114
三次元画像再構成　100
酸素ボンベ　103

し

ジュール熱　46
ジュール〔J〕　40

しきい値　96
子音　110
仕事　40
仕事率　40
刺激の幅　92
刺激強度　92
刺激時間　92
刺激周波数　92
姿勢　72
　──戦略　72
　──変化と圧力　82
脂肪抑制　102
視覚　76
視神経孔　98
紫外線　96
耳介　112
耳小骨　112
自助具　12
自由電子　46
自由落下　22
磁気双極子　102
磁気力　17, 52
磁性体　103
磁場　52
磁力　103
　──線　52
膝関節伸展機構　70
絞り装置　98
写真作用　96
射影　58
受信コイル　102
周期　56
　──音　62
周波数　56, 90, 102
　──軸上のスペクトル　108
　──成分　58, 62
修復　96
住宅改修　12
重心　28
重力　12, 17, 20, 22, 52
　──による位置エネルギー　42
　──加速度　22
出力　41
純音　62
　──聴力検査　116
循環　84
消費電力　46
障害等級　116
上肢筋群　76
上腕筋　68
静脈　100
褥瘡　34
心ポンプ機能　86

心胸郭比　98
心筋壁応力　86
心磁図　52
心電図同期　102
心拍出力　86
心拍数　86
身体の固定　12
身体障害者福祉法　116
神経伝達　93
振動音　104
振幅　56
進行波　60
深層　93
人工耳　117
人工内耳　118

す

スキャン方式　100
ストレス撮影　98
スピン　102
スライディングボード　79
水圧　36
水晶体　97
水素原子　102
垂直抗力　16, 20

せ

正弦波　58
生体機構　10
声帯　104
　──原音　104, 106
声道　104
静止摩擦係数　20
静止摩擦力　16, 20
静磁場　102
静水圧　36, 82
静電気力　17, 46
脊髄　102
接触力　52
摂氏温度　44
絶対温度　44
浅層　93
潜熱　45
前負荷　86

そ

組織採取　101
組成　98
疎密波　60
早期影響　96
層流　84
騒音　114
造影検査　99

造影剤 100
造血障害 96
増幅器 118
足関節 66
速度 18
側臥位 82

た

大気圧 38
――の実験 38
大腿四頭筋 68
大腸 101
体圧 34
体位 72
――変換 83
体重心 72
体内金属 103
対象組織 101
対流 88
――熱伝達 45
第1のてこ 64, 66
第2のてこ 64, 66
第3のてこ 64, 68
立ち上がり動作 74
縦波 60, 91
炭酸ガス 101
単純X線 98
単振動 58
断面像 100
弾性力による位置エネルギー 42

ち

チタン製 103
力 16
――のつり合い 28
――の表し方 17
――の種類 16
――の単位 16
着座動作 74
注腸検査 101
張力 17, 33
超音波 12, 90
――治療機器 90
――療法 90
超伝導磁石 103
腸 99
聴覚器官 112
――のメカニズム 112
聴覚支援機器 118
聴覚障害 116
――の程度 116
聴覚末梢器官 113
聴力レベル 116

直進 94
直線偏光近赤外線療法 95

つ

ツチ骨 112
つり合い 20, 28
――の条件 28
椎間板ヘルニア 102

て

テスラ〔T〕 52
デシベル〔dB〕 63
デジタル・アナログ変換器 118
デジタルシグナル・プロセッサー 118
デジタル方式 118
てこ 64
――の基本構造 64
――の原理 24, 26, 112
――の臨床応用例 66
低周波 92
低出力照射型レーザー 94
低線量 101
定滑車 70
定常波 60
抵抗 50
――率 50
天気頭痛 39
伝導 88
電圧 46, 48
電位差 46, 48
電気 48
――エネルギー 46
――刺激 12
――刺激療法 92
電気抵抗 50
――率 93
電気伝導度 50
電子 96
――線 96
電磁血流計 54
電磁波 96
電磁誘導 54
電磁力 54
電場 46
――による位置エネルギー 46
電離・励起作用 96
電流 46, 48
電力 48
――量 41

と

トランスファー 13

トリチェリの実験 38
トルク 24, 26
――の単位 26
――レンチ 26
投影データ 100
透過作用 96
等加速度直線運動 21
等速直線運動 21
同位相 58
動滑車 70
動水圧 36
動摩擦係数 21
動摩擦力 16, 20
床ずれ 34

な

内耳 98
内部エネルギー 44
難聴 113

に

ニュートン・メートル〔Nm〕 24
ニュートン〔N〕 16
日本語5母音 109, 110
尿管結石 98

ね

音色 62
熱エネルギー 44
熱移動の法則 88
熱運動 44
熱機関 47
熱効率 47
熱伝導 45
熱電子 98
熱平衡 44
熱力学の第2法則 88
熱量 44
粘性係数 84

の

ノンヘリカルスキャン 100
脳磁図 52
脳出血 100

は

バイオプシ 101
バンドノイズ 62
パスカル 33
――の原理 37
パラフィン浴 88
パワー 41
はさみ 103

ばねの弾性力　17
把持動作　76
波形　108
波長　56
波動　56
波動の表現　58
破裂音　104, 110
場の力　52
肺がん　98
肺炎　98
背臥位　82
倍音　62
媒質　56, 91
白質　102
白内障　96
発がん　96
発声　110
　──の障害　110
　──・発語器官　104
発電　47
　──機　54
速さ　18
針　101
反射　90
　──音　114
万有引力の法則　22
晩発影響　96

ひ

ピクセル（画素）　98
ピンクノイズ　62
皮膚感覚　76
皮膚障害　97
非周期音　62
被ばく　96
　──線量　96, 98
光　61
光エネルギー　47
肘関節屈曲　68
左手の法則　54

ふ

フィラメント　98
フィルター処理　100
フォルマント　106
　──周波数　108
フラット・パネル・ディテクタ
　（FPD）　98

フリーボディ・ダイアグラム　20
フレミング　54
プロトン　102
浮力　17, 36
腹腔　82
複合音　62
輻射伝熱　45
物理学　8

へ

ヘリカルスキャン　100
ベータ線　96
ベクトル　18
　──の表し方　18
ベッド用手すり　79
ペースメーカー　103
平行四辺形の法則　18
平面波　60
変位ベクトル　18

ほ

ホットパック　88
ホワイトノイズ　62
ボルト〔V〕　46
補助具　12
補聴器　13, 118
母音　106
放射　88
放射性医薬品　96
放射線　96
　──治療　96
防護エプロン　97
防護眼鏡　97

ま

マイクロホン　118, 119
マンモグラフィ　99
摩擦音　104, 110
摩擦力　16, 20
末梢神経障害　96

み

未破裂脳動脈瘤　102
右手の法則　54

む

無重力状態　23
無声子音　107

め

目　76

も

モーター　54
モーメント　24, 26, 64
　──アーム長　64
　──のつり合い　28

ゆ

有声子音　106
融解熱　45

よ

四次元画像　102
陽極　98
陽子　96
　──線　96
横波　60

ら

ラジオ波（RF）パルス　102
乱流　84

り

リーチ動作　76
リスク管理　10
リハビリテーションの歴史　8
リハビリテーション専門職　8
理科3科目　9
力学的エネルギー　42, 43
　──保存則　43
流速　84
流体　37
臨床応用物理　10

れ

レイノルズ数　84
レーザーメス　94
レーザー光線　94
レーザー光線照射療法　94

わ

ワット〔W〕　40, 49

欧 文 索 引

A

AED　92
alignment　72
atm　33
attitude　72

B

BOS (base of support)　72

C

COG (center of gravity)　72
COP (center of pressure)　72
CT　100
CTコロノグラフィ　101

D

DNA　96

F

FLAIR画像　102

I

IH調理器　54
IVR (Interventional Radiology)　96

L

Laplaceの法則　86

M

mmHg　33, 38
MRA (MR Angiography)　102
MRCP (MR Cholangiopancreatography)　103
MRI　102
MR血管撮影　102
MR対応　103
MR胆管膵管撮影　103
MTF (Modulation Transfer Function)　115

N

N (noise)　114

P

Pa　38
position　72

S

S (signal)　114
STI (Speech Transmission Index)　115

T

T1強調画像　102
T2強調画像　102
Torr　38
transfer　78

X

X線　96
　――管　98

リハベーシック
物理学・臨床応用物理　　　　　　　　　　　　　ISBN978-4-263-26754-7

2023年1月10日　第1版第1刷発行

編集　内　山　　　靖

　　　藤　井　浩　美

　　　立　石　雅　子

発行者　白　石　泰　夫

発行所　医歯薬出版株式会社

〒113-8612　東京都文京区本駒込1-7-10
TEL.(03) 5395-7628(編集)・7616(販売)
FAX.(03) 5395-7609(編集)・8563(販売)
https://www.ishiyaku.co.jp/
郵便振替番号 00190-5-13816
印刷・あづま堂印刷／製本・明光社

乱丁，落丁の際はお取り替えいたします

リハベーシック シリーズ

- ●【講義1コマで学ぶテーマ4つ】×【各テーマ見開き2頁】=【1コマ合計8頁】
- ●授業に適したコンパクトなボリュームにまとめ，要点をしっかり学習！
- ●巻末にはPT・OT・ST国試過去問も掲載！

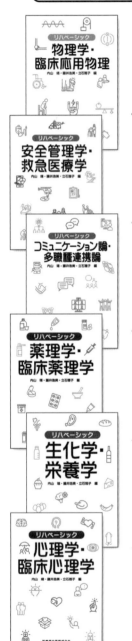

リハベーシック
物理学・臨床応用物理
■ 内山　靖・藤井浩美・立石雅子　編
B5判　152頁　定価2,970円（本体2,700円＋税10%）
ISBN978-4-263-26754-7

リハベーシック
安全管理学・救急医療学
■ 内山　靖・藤井浩美・立石雅子　編
B5判　152頁　定価2,970円（本体2,700円＋税10%）
ISBN978-4-263-26753-0

リハベーシック
コミュニケーション論・多職種連携論
■ 内山　靖・藤井浩美・立石雅子　編
B5判　144頁　定価2,970円（本体2,700円＋税10%）
ISBN978-4-263-26633-5

リハベーシック
薬理学・臨床薬理学
■ 内山　靖・藤井浩美・立石雅子　編
B5判　160頁　定価2,970円（本体2,700円＋税10%）
ISBN978-4-263-26751-6

リハベーシック
生化学・栄養学
■ 内山　靖・藤井浩美・立石雅子　編
B5判　160頁　定価2,970円（本体2,700円＋税10%）
ISBN978-4-263-26752-3

リハベーシック
心理学・臨床心理学
■ 内山　靖・藤井浩美・立石雅子　編
B5判　168頁　定価2,970円（本体2,700円＋税10%）
ISBN978-4-263-26750-9

医歯薬出版株式会社　☎113-8612 東京都文京区本駒込1-7-10　https://www.ishiyaku.co.jp/